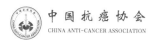

中国抗癌协会
CHINA ANTI-CANCER ASSOCIATION

整形重建

中国肿瘤整合诊治技术指南（CACA）

CACA TECHNICAL GUIDELINES FOR HOLISTIC INTEGRATIVE MANAGEMENT OF CANCER

2023

丛书主编：樊代明

主　编：尹　健　张陈平　郭　卫

周　晓　季　彤　王冀川

U0244809

天津出版传媒集团

天津科学技术出版社

图书在版编目(CIP)数据

整形重建 / 尹健等主编. —— 天津 : 天津科学技术出版社, 2023.6
("中国肿瘤整合诊治技术指南(CACA)"丛书 / 樊代明主编)
ISBN 978-7-5742-1036-3

Ⅰ.①整… Ⅱ.①尹… Ⅲ.①整形外科手术 Ⅳ.①R622

中国国家版本馆 CIP 数据核字(2023)第 057534 号

整形重建
ZHENGXING CHONGJIAN
策划编辑：方　艳
责任编辑：李　彬
责任印制：兰　毅
出　　版：天津出版传媒集团
　　　　　天津科学技术出版社
地　　址：天津市西康路35号
邮　　编：300051
电　　话：(022)23332390
网　　址：www.tjkjcbs.com.cn
发　　行：新华书店经销
印　　刷：天津中图印刷科技有限公司

开本 787×1092　1/32　印张5.875　字数90 000
2023年6月第1版第1次印刷
定价：68.00元

编委会

丛书主编

樊代明

本册主编

尹　健　张陈平　郭　卫　周　晓　季　彤　王冀川

乳腺肿瘤整形

主　编

尹　健

副主编

周　晓　于志勇　厉红元

编　委（以姓氏拼音为序）

丁泊文　龚益平　郭晓静　韩思源　胡学庆　胡　震
李文涛　李　赞　刘运江　刘真真　路　红　欧江华
欧阳忠　裴　静　屈　翔　史京萍　宋达疆　孙正魁
唐　军　陶　凯　田富国　王　川　王子函　吴新红
徐贵颖　杨华伟　杨碎胜　殷竹鸣　张景华　周建大
周　涛

颌骨缺损重建

主 编

张陈平

副主编

蔡志刚 韩正学 季彤 尚政军 魏建华 孙坚

编 委（以姓氏拼音为序）

白石柱 单小峰 董岩 侯劲松 贾俊 李春洁
刘冰 刘剑楠 彭歆 曲行舟 阮敏 邵喆
苏家增 王成 王洋 吴炜 吴轶群 杨溪
叶红强 张胜 朱桂全

骨肿瘤切除重建

主 编

郭卫 王冀川

副主编

牛晓辉 叶招明

编 委（以姓氏拼音为序）

杜鑫辉 黄鑫 李秀芳 梁海杰 王战 徐海荣
姚伟涛

目录 Contents

第三章　骨肿瘤切除重建技术指南 ……………………063

第一章

乳腺肿瘤整形外科技术

一、概述

随着早诊早治理念普及和整合诊疗水平提高，大部分肿瘤患者生存期得到延长，对生活质量有了更高要求。肿瘤整形外科（oncoplastic surgery）应运而生，它将整形外科原则和技术用于肿瘤患者治疗，将切除与修复完美整合，在根治性切除肿瘤同时尽可能恢复因手术遭到破坏的器官功能和外观。

2020 年，乳腺癌首次超越肺癌，成为发病率最高的恶性肿瘤。手术是治疗早期乳腺癌的重要手段。近年，保乳整形、全乳切除术后乳房再造、巨大肿瘤切除术后创面修复等乳腺外科关注的热点问题，都需用到肿瘤整形外科的技术。由于此项技术在国内开展时间尚短，各地技术发展不均衡，亟须制定相关指南以确保技术实施规范化，在确保肿瘤学安全性前提下，减少并发症，改善美学效果。

二、乳腺肿瘤整形外科技术的肿瘤学安全性

（一）肿瘤学安全是乳腺肿瘤整形外科技术的前提和必要条件

外科手术是乳腺癌整合治疗的重要一环，手术治疗的彻底性和患者乳房外形的完整性、美观度常不可兼

得，但并非不可调和。肿瘤手术治疗的目的首先是安全，其次才是美观，要求外科医生要重视肿瘤的整合治疗原则和手术无瘤原则，在彻底切除肿瘤基础上，应用整形外科技术尽可能保留或再造乳房的正常形态。但当肿瘤安全性与整形外科原则存在矛盾时，应首先遵循肿瘤外科原则。将肿瘤的安全原则和乳房的美学经验完美地有机结合，是目前乳腺外科的必然发展趋势。在保证疾病治疗前提下进行个体化治疗，制定合理的术前决策，选择最优手术方式，术中严谨规范操作，规律的术后随访，以整合治疗为前提，以肿瘤安全为必要条件，以生活质量为目标，强调乳腺外科与其他学科的互补和整合，是乳腺肿瘤整形外科的主要特点。

（二）保乳技术的肿瘤学安全性原则

保乳术已成为早期乳腺癌的根治性术式之一，推荐有保乳意愿且无禁忌证的患者接受保乳手术。

1.适应证

（1）具有保乳意愿。

（2）临床Ⅰ期、Ⅱ期，≤T2。

（3）术后可保留良好乳房外形。

（4）临床Ⅲ期、>T2病人，新辅助治疗降期后可行保乳手术，但达到R0切除是基本原则。在原发瘤床中放置标记夹，指导切除范围，可降低乳腺肿瘤复发风险。

2.禁忌证（符合以下任意一项条件）

（1）不能接受全乳放疗，可豁免放疗情形除外。

（2）无法保证切缘阴性。超声引导下行真空辅助乳腺活检的患者，如可完全切除残留肿瘤获得阴性切缘可试行保乳手术。

（3）弥漫性分布的恶性钙化灶。

（4）炎性乳腺癌。

（5）拒绝接受保乳手术。

（6）无法获得良好术后外观。

3.极限保乳

极限肿瘤整形技术使手术切除腺体量>20%、肿瘤>5 cm、多灶或多中心病灶的患者保留部分乳房成为可能，但也可能导致乳头乳晕血供障碍、感染、脂肪坏死等并发症增加，临床中选择极限保乳需熟练的手术技巧和充分的患者知情同意。

4.影像学评估

术前影像学检查可明确乳腺肿瘤的位置、大小/范围、与周围组织结构的毗邻关系等，预测是否含DCIS成分并评估其范围，对新辅助疗效进行评估，尤其乳腺MRI在发现多灶、多中心和双侧同时性乳腺癌有明显优势。术前进行准确、完善的影像学评估可降低切缘阳性率、再切除率和全乳切除率，并提升患者的乳房外观及满意度。

5.病理评价问题

推荐立体定位全切片（stereoscopic location and whole series sections，SLWSS）病理评估法，通过术中全周切缘快速冰冻切片诊断（直接切缘）和术后石蜡切片诊断（间接切缘）两步法评估为保乳手术提供双重保障，实现"保乳标本定位、定性、半定量"的精准病理取材和诊断。

（三）保留乳头乳晕及皮肤的乳房切除手术的肿瘤学安全性原则

保留乳头乳晕的乳房切除术（nipple-sparing mastec-tomy，NSM）保留全部乳房皮肤和乳头乳晕复合体。与传统全乳切除术相比，NSM术后即刻再造可获得更好美容效果。

1.适应证

（1）预防性乳房切除术。

（2）广泛分布的导管原位癌。

（3）不适合或拒绝保乳手术者。

（4）术前MRI证实未见乳头癌侵犯。

（5）术中冷冻病理乳头基底未见癌侵犯。

2.禁忌证

肿瘤侵犯皮肤或乳头乳晕。

3.切口选择

（1）活检部位弧形切口：该切口适用于乳头水平以上的肿瘤。

（2）乳房外侧放射状切口：该切口可同时兼顾乳房和腋窝前哨淋巴结活检术。不建议采用外上放射状切口，以免因术后瘢痕挛缩致乳头移位。

（3）经部分乳晕切口：该切口有较好美容效果，但操作难度大，增加乳头乳晕坏死及移位的风险。

（4）部分乳晕加外侧放射状切口：该切口暴露较好，但如果乳晕较小，不适宜该切口；同时应注意乳晕弧形切口不应大于乳晕周径1/3。

（5）乳房下皱襞切口：是目前最常用切口，具有切口隐蔽，暴露好，不增加乳头乳晕坏死及移位风险。

4.手术要点及注意事项

（1）尽量使用锐性分离，不论采用何种切口，剥离皮下，尤其是乳头乳晕区时，使用锐性分离和双极电凝，以避免乳头乳晕区缺血坏死。

（2）避免过度牵拉，切口选择不当，暴露困难，必然会导致过度牵拉，术后易引起组织缺血。

（3）推荐立体定位全切片（SLWSS）的病理评估方法，通过术中快速冰冻切片诊断和术后石蜡切片诊断两步法评估为成功的NSM提供双重保障。

（4）尽可能保留乳房天然结构，如乳头乳晕复合体以及乳房下皱襞。当保留乳房天然结构与肿瘤学安全性发生冲突时，应以肿瘤学安全性为原则。不应因担心乳房再造术后乳房皮瓣缺血或美学效果欠佳，而残留部分乳腺组织，导致局部复发风险增加。

三、乳腺肿瘤整形外科的术前评估和整合辅助决策

（一）乳房再造术前检查和评估

翔实的病史询问，对吸烟或正在使用雌激素替代治疗者应在术前至少停止2~3周，调节血压、血糖、白蛋

白并维持正常水平十分必要。术前应按规范对术区进行医学摄影，测量并记录乳房径线长度，为乳房再造提供基线数据。对于即刻乳房再造患者，术前影像学检查（乳腺超声、X线摄影、MRI等）可明确原发肿瘤的位置、大小/范围、与周围组织结构的毗邻关系，以及是否存在多灶或多中心病变、有无远处转移等，从而为外科治疗方案的制订提供参考。对拟行游离皮瓣乳房再造患者还应借助影像学方法（CTA、MRA）检查供区和受区血管的分布和定位。最后，在充分的术前检查和评估基础上，外科医生应告知患者乳房再造预期效果和并发症率等情况，与患者共同制定治疗方案。

（二）整形保乳整合辅助决策

整形保乳相比传统保乳手术，虽然肿瘤安全性现阶段缺乏前瞻性证据支持，但很多大样本回顾性研究已表明其疗效不劣于甚至优于传统保乳术，且拥有更好的术后美容结局及生活质量。患者是否适合整形保乳主要考虑三个因素：切除腺体体积、肿瘤位置和腺体密度。当切除腺体占全乳体积<20%时，多采用Ⅰ型容积移位技术通过简单游离充填残腔，也可根据病变位置等具体情况采用其他容积移位技术满足塑形要求以避免乳房畸

形，如采用蝙蝠翼、网球拍、双环切口等；当切除体积为20%~50%时，主要采用Ⅱ型容积移位技术达到整形目的。若仍无法满足外形需求，则需考虑采用容积替代技术。容积替代分为邻位皮瓣和远位皮瓣。邻位皮瓣操作简单，但组织容量小，适于较小的残腔填充，主要有脂肪筋膜瓣、胸外侧皮瓣、胸侧壁脂肪筋膜瓣等；远位皮瓣组织量大，适于修复较大缺损，但操作复杂，难度较大，对皮瓣组织供区条件有一定要求，主要包括肋间动脉穿支皮瓣、胸背血管穿支皮瓣等。当切除体积>50%，建议充分评估病灶情况并结合患者意愿决定术式，整形保乳技术主要采用容积替代，但应充分评估供区条件，亦可考虑新辅助治疗后再行手术。

（三）乳房再造整合辅助决策

1.乳房再造时机选择

乳腺癌术后乳房再造根据时机不同分为延期再造和即刻再造。相比于延期再造，即刻再造肿瘤远处转移率和局部复发率无统计学差异，但形体美学效果和生活质量明显提高。另外，即刻再造可缩短治疗周期，节省医疗费用，减少肿瘤切除手术带给病人的心理创伤。因此，建议早期乳腺癌尽可能选择即刻再造。

2.乳房再造方式选择

乳房再造方式可以分为自体组织乳房再造和植入物乳房再造。在选择乳房再造手术方式时应遵循的两个原则是：①能用简单手术收到相同效果，就不采用复杂手术；②既考虑受区外形，又尽可能减少供区损伤。

假体乳房再造手术时间短，供区损伤小，是目前最常用的乳房再造方式。植入物乳房再造术前须先确定植入物再造的时机，即一期即刻再造或两期延期–即刻再造。术前应评估患者年龄、BMI、肿瘤分期、乳房下垂程度、皮肤缺损预期等因素辅助患者决策。

自体组织乳房再造术前决策应根据供区及受区组织量、位置及血供状况整合评估。扩大背阔肌肌皮瓣适合于乳房体积较小且背部组织充足的患者；腹部皮瓣可作为大体积乳房再造的首选供区。值得注意的是，术前一定要充分告知患者不同术式的并发症及其转归，避免患者决策后悔。

放疗是影响植入物乳房再造并发症发生的重要因素。放疗不仅增加再造失败、感染、包囊挛缩的风险，还影响再造乳房美观度和乳房对称性。对自体组织乳房再造的影响，分为即刻和延期两种情况。有胸壁放疗史

第一章　乳腺肿瘤整形外科技术

的延期再造病人术中血管并发症和术后的切口感染风险明显提高。自体组织即刻再造术后放疗不会增加总的并发症风险和降低患者满意度，但放射性脂肪坏死和皮瓣挛缩的风险增加。另外，口服他莫昔芬可致血栓栓塞，围术期服用他莫昔芬可能增加游离皮瓣乳房再造术后血栓性并发症或皮瓣坏死的发生率。

四、整形保乳技术在乳腺癌保乳手术中的整合应用

（一）保乳手术的切口设计

保乳手术切口设计应整合考量肿瘤学安全性、手术操作方便性和术后美观等因素。术前合理规划穿刺针道及活检切口位置、方向，尽可能在保乳手术或乳房再造手术时将其切除。保乳手术可选择肿瘤表面的皮肤切口，若保乳失败、需全乳切除术时一并切除。对于Paget病或肿瘤侵及表覆皮肤等状态，应同时切除包括受累区域在内的适当皮肤范围，达到R0切除要求。鉴于目前肿瘤整形技术和腔镜技术的广泛应用，可根据肿瘤部位、拟采用的技术等进行合理的切口选择，如乳晕区、腋窝部、乳房下皱襞等处，但必须保证肿瘤学安全性。

（二）容积移位技术

技术要求：应根据肿瘤所处的不同象限、肿瘤大小和乳房大小、乳腺腺体密度，形态、下垂度合理应用不同技术。对乳房上象限的肿瘤，乳房比较肥大，可用Wise pattern术式；如果肿块位于下象限，并有一定下垂度，可用Lejour术式；如肿瘤位于内下象限，则可用腺体瓣移位的手术；当肿瘤位于中央区的时候，可用Grisotti术式，建立新的乳头乳晕位置，来进行腺体瓣转移修复。

注意事项：①术中切缘断端留置标记夹，以便后续放疗计划，特别在肿瘤整形行组织重新排列的情况。②乳房放疗后会出现一些体积损失，在计划对侧对称手术应考虑到这一点。③脂肪型腺体过度移位易致脂肪瓣坏死。

（三）容积替代技术

容积替代技术是使用腺体以外的自体组织填充残腔和塑形，以达满意外观，更适于切除乳腺比例大于20%的患者。容积替代技术主要有4种：①局部筋膜皮瓣，常用胸外侧筋膜皮瓣（LTDF）；②带穿支血管蒂组织瓣，常用胸背动脉穿支皮瓣（TDAP），胸外侧穿支皮瓣

（LTAP）、肋间动脉穿支皮瓣（ICAP）、前锯肌动脉穿支皮瓣（SAAP）和腹壁上动脉穿支皮瓣（SEAP）；③带蒂皮瓣技术，常用背阔肌肌皮瓣（LDMF）；④游离组织皮瓣技术，该技术不常用于容积替代的情形。

五、植入物乳房再造的技术流程

（一）即刻植入物乳房再造

（1）根据有无乳头乳晕复合体侵犯，行保留乳头乳晕复合体的乳房皮下腺体切除术或保留皮肤的乳房皮下腺体切除术。

a.皮下腺体切除入路，可选开放手术或腔镜手术。

b.开放手术切口，可选放射状切口、乳房下皱襞切口等。

c.腔镜手术切口，可选单孔法、三孔法等。

d.皮瓣厚度需确保肿瘤学安全性：对胸肌后再造，尤其采取腔镜手术入路，皮瓣厚度建议参照传统乳房全切手术；对胸肌前再造，尤其开放手术入路，可在无肉眼可见腺体残留情况下，酌情保留略厚的皮下脂肪。

（2）植入物层次选择

a.胸肌后再造适于要求较好质地、皮脂较薄者，并发症包括运动畸形、胸壁疼痛、运动功能受限等。

b.胸肌前再造适于肿物未侵犯胸大肌、皮脂较厚者，并发症包括波纹征、假体触及等。

（3）植入物囊袋构建

a.胸肌后再造：内侧游离至前正中线旁开 1.5 cm。

① 对体积较小且无明显下垂的乳房，可沿胸大小肌间向脚侧游离，直至乳房下皱襞脚侧 1-2 cm。胸大肌外缘与前锯肌表面的外侧融合筋膜或部分被游离的前锯肌缝合，以包裹植入物外表面。

② 对于需要构建一定凸度和垂度的乳房，离断胸大肌起点直至胸骨旁；无须继续向头侧纵向游离。植入物未能被胸大肌覆盖部分，用乳房补片覆盖。其上缘与胸大肌游离缘缝合，下缘及外侧缘翻折至植入物背侧或与胸壁缝合固定。

b.胸肌前再造：建议使用乳房补片协助构建囊袋以减少包膜挛缩概率。可以预先将补片缝合至胸大肌表面（On-label），也可在体外使用单张或双张补片，对植入物行单面或双面包裹后，再一起置入皮下（Off-label）。

（4）植入物浸泡与预处理

置入植入物前，是否用抗生素浸泡，建议参考植入物说明书。植入物打开包装后不宜暴露过久，应尽快植入囊袋内。

（5）引流放置

胸肌前再造建议在植入物头侧、脚侧各放置一根引流管连接密闭负压吸引。胸肌后再造建议在胸大肌深层、浅层均放置引流管以便充分引流。

（6）缝合

以3-0可吸收线行分层缝合以减轻表皮张力。表皮用6-0 PROLENE线间断缝合或4-0可吸收线皮内连续缝合。

（7）术后包扎及护理

在再造乳房头侧、外侧等位置行适度加压包扎，以减少植入物移位。可用中空纱布旷置乳头乳晕复合体以减少压迫。术后塑形包扎，24 h引流量低于30 ml淡黄色时可拔出引流管，术后14 d拆线，术后穿戴假体束缚绑带及压力文胸塑形3月以上。

（二）延期-即刻植入物乳房再造

1.乳房切除术

保留血供是乳房再造的必要条件，但必须保证肿瘤安全性，避免过分剥离对于治疗无帮助的皮瓣。建议保留乳房下皱襞，如果必须切除乳房下皱襞，可在乳房再造中重新恢复乳房下皱襞结构。

2.扩张器置入

扩张器置入层次为胸大肌后方时胸大肌内侧附着点可部分离断；如联合补片，需离断胸大肌下方止点。扩张器置入层次为胸大肌前方时，胸大肌可保持完整，用补片覆盖和承托扩张器。

置入前排空组织扩张器中气体，注入部分生理盐水，确保无泄漏，保留适量生理盐水（通常为最终体积的20%~30%），患者半坐位，确认下极位置，置入组织扩张器，缝合胸大肌外缘与前锯肌筋膜或乳房补片完全覆盖扩张器，将注射壶埋置于侧胸壁皮下，继续注水至整个体积大小的50%，保证皮肤无张力为宜。

3.扩张器注水

首次注水在术后2周内进行，注水间隔为1周。前2次注水量相当于扩张器容量20%，尽快使表面皮瓣达张力状态，随后每次注水量对皮肤、胸肌组织产生一定张力又不影响血供，常为扩张器容量10%，最终扩张器注水量为对侧乳房体积的140%~180%或者比计划注水体积多20%~30%。注水完成后维持扩张状态1月即可考虑二期手术。如需术后放疗，放疗结束6个月后再行二期假体置换手术。

4.扩张器置换

（1）扩张器取出：切开皮肤后，于皮下游离1~2 cm后再切开肌肉，避免肌肉切口与皮肤切口在同一水平，于胸大肌深面尽量去除组织扩张器表面包膜，难以切除部分可切开松解，但应保留肌肉切口处包膜，以加强肌肉组织强度。扩张器深层包膜无须处理。根据对侧乳房形态调整乳房腔隙位置，置入永久性假体。

（2）假体规格选择：扩张器注水量和假体适模（sizer）可作为假体选择的参考，但仍需要依据健侧乳房轮廓径线选择假体。

（3）单纯假体置换：组织扩张器取出后根据需要调整假体腔隙，植入假体。

（4）假体联合背阔肌肌瓣/肌皮瓣转移：患者侧卧位完成背阔肌肌（皮）瓣获取，依情选择部分或全部背阔肌肌瓣，单纯肌瓣切取也可腔镜下完成。改为平卧位，将背阔肌肌瓣铺展于腔隙内，在边缘分别缝合固定形成假体植入囊袋。

（5）自体皮瓣乳房再造：可选择腹壁皮瓣（DIEP或TRAM）。按标准方法切取皮瓣，塑形时去除多余表皮以填补扩张囊腔的体积缺损。

（三）延期植入物乳房再造

1. 延期两期法（组织扩张法）植入物乳房再造（同第（二）条）

2. 背阔肌肌皮瓣联合假体乳房再造

（1）术前设计

a. 站立位画线测量：胸骨中线，胸骨旁线，下皱襞线（患侧参照健侧水平位置），健侧锁骨中点到乳头距离、乳头到乳房下皱襞中点距离、乳头到胸骨中线距离、乳头到腋前线距离，患侧锁骨中点到乳房下皱襞中点距离、测量相当于乳头水平胸骨中线到腋前线距离，将健侧乳房测量的结果减去患侧测量的结果，作为设计转移皮瓣长宽及假体容积的参考。

b. 背阔肌肌皮瓣设计：术前确认胸背动脉完好无损。背阔肌肌皮瓣多半采用梭型皮瓣或枫叶型皮瓣，首先标记胸背动脉起点处体表投影，标记胸背动脉走行，根据术前设计测量结果在胸背动脉营养范围内设计皮岛长宽范围及背阔肌需要切取范围，一般背阔肌肌皮瓣皮岛设计宽度不超过 8 cm。

（2）手术操作要点

a.受区制备：在胸壁原切口处切开皮肤皮下组织，切除原手术瘢痕，按设计线广泛分离皮下组织，松解充分。

b.背阔肌肌皮瓣切取：按照皮岛及背阔肌切取范围设计线切开皮肤皮下组织达肌肉表面，分离皮下组织显露背阔肌前缘，分离肌肉深方，显露胸背动脉走行并保护，按照设计切取肌肉范围，至胸背动脉体表投影起的为皮瓣旋转点，分离腋窝皮下隧道与胸壁腔隙联通，皮瓣经隧道无张力穿出转移至胸前，冲洗、止血、分层缝合背部创口，留置一枚引流管。

c.背阔肌肌皮瓣联合假体乳房再造：摆放背阔肌肌皮瓣适宜位置，将背阔肌上方固定在术前设计的乳房内侧和下极轮廓线，皮岛位于皮肤缺损区域，根据术前测量及评估背阔肌肌皮瓣容积结合试模，选择适宜假体并植入，引流放置、切口关闭、术后包扎和护理同第（一）条。

六、自体组织乳房再造的技术流程

（一）带蒂组织瓣转移乳房再造

1.带蒂背阔肌皮瓣乳房再造

单纯背阔肌皮瓣适于较小体积乳房再造，但切取背阔肌时可扩大范围，包含大圆肌到髂嵴皮下组织及筋膜范围内血管旁的额外软组织能改善中等体积再造乳房美学效果。如联合假体植入，应用背阔肌皮瓣乳房再造能获得较好效果。背阔肌旋转特别有利于乳房外下象限的再造，再造乳房下垂自然且凸度良好。

背部供区皮肤切口形状和位置应做好精心设计，以满足术中操作方便性及术后供区瘢痕隐蔽性。背阔肌肱骨附着点应被切断，但在靠近血管蒂周围建议保留一段肌袖，既能避免腋窝出现局部膨隆影响美观，也能避免血管蒂被过度牵拉影响皮瓣血运安全。

2.带蒂大网膜乳房再造

带蒂大网膜乳房再造术一般在腔镜下进行，在剑突下腹部正中线进腹，进腹口大小合适，既要避免太小血管蒂受压，也需防止太大致切口疝形成，血管蒂修剪去脂以适应进腹口。术后应注意观察大网膜血供，可用超声多普勒探头对血管蒂进行监测，探测点为剑突旁皮下潜行区。带蒂大网膜乳房再造术后并发症很少，缺点是术前很难通过辅助检查评估大网膜体积。

3.带蒂横行腹直肌肌皮瓣（TRAM）乳房再造

TRAM皮瓣无须显微外科技术，便于基层医院推广应用，其供区组织量大，适于较大皮肤缺损或下垂乳房塑造。对乳腺癌术后要求行自体乳房再造的患者，可选择单蒂TRAM行乳房再造；对乳房较大且下垂、双侧乳腺癌、患者术后胸壁缺损严重者，可选择双蒂TRAM皮瓣再造术，不过易发生腹壁疝等并发症。

TRAM皮瓣为椭圆形肌皮瓣，皮瓣血管蒂常选健侧乳房同侧腹直肌。依次切开肌皮瓣上、下缘及脐部，于腹直肌鞘膜表面向胸部分离至肋弓，从外侧向内分离至腹直肌外侧。于皮瓣中下1/3交界处，根据血管穿支确认腹壁下动静脉血管走行，于耻骨联合上3 cm离断腹直肌及腹壁下动脉，保护自肋软骨下进入腹直肌的腹壁上动静脉，单蒂TRAM皮瓣通常可以旋转90°~180°，获取皮瓣自皮下隧道内转移至胸前部固定。

横向放置皮瓣适于基底较宽的乳房，斜向放置皮瓣便于突出再造乳房内侧弧线并弥补锁骨下组织缺损，竖向放置皮瓣宽度需满足乳房基底宽度，根据对侧乳房大小修剪多余皮瓣及表皮，再造出乳房曲线和下垂度与健侧对称。术前通过CTA三维重建双侧腹壁下和腹壁浅血管并进行评估，术中可用吲哚菁绿进行皮瓣造影实时判断皮瓣灌注面积，决定皮瓣取舍。术后通过皮肤颜色、皮瓣温度、毛细血管充盈时间、肿胀程度、针刺试验、吲哚菁绿血管现象等观察皮瓣血供，以早期发现并解救微循环障碍。

（二）游离组织瓣转移乳房再造

游离组织瓣转移可再造质地柔软、形态自然的乳房，可耐受术后放疗，还可用于假体乳房重建失败的补救，是乳房再造的重要方式。DIEP是游离组织瓣乳房再造的金标准，其他常用游离组织瓣有游离 TRAM、股深动脉穿支皮瓣、腰动脉穿支皮瓣、股薄肌穿支皮瓣、臀上/臀下动脉穿支皮瓣等。

1.术前准备

患者在站立位标出乳房的轮廓线。根据 CTA、MRA或超声多普勒对供区的穿支血管以及受区的动静脉进行评估，仰卧位标出穿支位置及血管蒂路径，制定合适的手术计划。

2.乳房、腋窝以及受区准备手术

乳房切除手术见第五（二）条。最常用受区血管为胸廓内、胸背或胸外侧血管，其中胸廓内和胸背血管与腹壁下血管管径匹配最佳。胸廓内血管常取第 2～3 肋间，如肋间隙足够宽，满足显微吻合要求，则不必切除肋软骨，否则切除部分第3肋软骨以显露更好的血管长度方便血管吻合。

3.游离组织瓣切取

游离组织瓣切取遵循供区创伤最小化原则，在保证皮瓣血供前提下常用单穿支或同一肌纤维走行两到三个穿支以减少供区肌肉损伤。以下用DIEP为例说明游离组织瓣的切取过程：首先根据术前标记切开皮肤皮下脂肪至腹直肌前鞘表面，从外侧向内侧翻起皮瓣解剖至术前标记的穿支附近。接着仔细用解剖剪或低功率电刀分离穿支周围组织，评估穿支动静脉管径大小，如穿支有可扪及的有力搏动，穿支动脉管径大于1 mm，可考虑单穿支；如穿支血管均较细，则选用2支甚至更多穿支以保证皮瓣血供。在穿支周围剪开前鞘分离血管蒂至足够长度（8-13 cm长）。较长血管蒂使得塑形更容易，也使显微血管吻合更方便。电凝或钳夹离断血管蒂周围血管分支将血管蒂游离，解剖时须避免损伤支配腹直肌的运动神经。完成一侧血管蒂游离后再游离对侧皮瓣，保留2~3支穿支后行夹闭试验评估单侧血管蒂是否能满足皮瓣供血。如一侧穿支不足以满足皮瓣血供，则须再游离出对侧血管蒂，用内增压或外增压的方式保障血供。

4.显微血管吻合及皮瓣塑形

显微血管吻合前用缝线将皮瓣固定于胸壁。静脉用微血管吻合器可减少静脉并发症。动脉常用8-0或9-0血管缝线手工端端吻合。完成血管吻合后调整血管蒂避免扭曲、成角以及卡压。通常保留皮岛以观察皮瓣术后血供。将皮瓣游离切取后按健侧乳房外形进行皮瓣塑形，去除多余部分，根据需要去表皮化。

5.供区关闭及皮肤缝合

供区常可直接拉拢缝合，如有腹直肌前鞘缺损，可采用补片加强以减少术后腹壁膨出或腹壁疝的可能。

6.术后监护详见第十一条

七、乳腺肿瘤整形外科并发症的预防和处理

（一）整形保乳术并发症的预防和处理

整形保乳手术并发症发生风险等同于普通保乳手术，但也有学者认为由于整形保乳手术复杂性、组织动员和手术时间的增加，可能会增加术后并发症的发生。整形保乳术常见并发症包括感染，血清肿，切口愈合延迟，乳头乳晕复合体缺血或坏死或感觉障碍，脂肪坏死，乳房不对称等。如何预防并发症，需要聚焦于患者选择和手术设计。有研究显示整形保乳术短期并发症的

独立预测因素包括：年龄较高，BMI较高，吸烟状况，腋窝淋巴结手术，新辅助化疗，ASA ≥ 3级。此外，需要根据患者乳房大小、下垂程度、病灶大小及位置等选择相应的术式。为减少整形保乳手术并发症，技术调整需围绕改善组织灌注和伤口愈合进行，包括优化切口设计和保持乳腺中央横隔的完整性。

（二）植入物乳房再造并发症的预防和处理

植入物乳房再造早期并发症有感染、血肿、血清肿、皮瓣坏死及切口裂开等，远期并发症包括包囊挛缩，植入物破裂、可触及、皱折或波纹征、移位、转位以及乳房植入物相关间变性大细胞淋巴瘤等。

早期并发症的预防措施包括：围术期调整血糖和白蛋白水平，吸烟、肥胖患者暂停吸烟或减肥控制体重后延期再造，预防性静脉使用抗生素以及抗生素溶液浸泡植入物，术中荧光显像技术评估皮瓣血供，术腔充分引流等等。

及时发现感染并使用抗生素治疗，持续灌注、负压吸引的局部处理有助于提升治疗效果。感染伴有切口裂开或脓肿形成应及时行植入物取出+外科清创术，待感染控制后可考虑延期乳房再造。切口裂开的本质原因是皮瓣组织局部血运不良，涉及 2~5 mm 切口边缘皮肤坏死且不伴感染情况下，可在局麻下进行清创缝合，更大范围的坏死皮肤切除后，还需转移临近皮瓣或缩小植入物尺寸或更换为组织扩张器。

包囊挛缩是最常见的远期并发症，预防措施包括：严格无菌操作和预防性规范使用抗生素与术中冲洗。联合使用乳房补片可能降低包囊挛缩发生率。Baker Ⅲ~Ⅳ级包囊挛缩须行包囊切开或包囊切除术。放疗后包囊挛缩建议联合自体组织移植修整。波纹征预防措施主要是术前、术中的标准测量，术中可用试模评估乳房整体形态及对称性，可通过脂肪移植和/或更换高填充率大尺寸的植入物纠正。

（三）自体组织乳房再造并发症的预防和处理

自体组织乳房再造术后的并发症涉及受区和供区两个部位。受区并发症包括皮瓣部分或完全坏死、脂肪坏死、血肿、血清肿以及感染等。供区并发症根据供区部位差异而不同，带蒂皮瓣和游离皮瓣整体并发症发生率相当。

背阔肌皮瓣术后最常见的并发症是背部供区血清肿，术中注意根据解剖层次分离皮瓣，关闭死腔，术后充分引流能减少该并发症发生。术后出现小血肿、血清肿可以自行吸收，较大血肿需清创、放置引流。对迁延不愈的血清肿需要手术切除包囊。

带蒂TRAM皮瓣常见并发症为腹部膨隆、腹壁疝、部分皮瓣坏死、脂肪坏死。腹直肌前鞘保留和腹壁加强补片能降低腹壁膨隆和腹壁疝的发生率。腹壁膨隆一般不需外科处理，腹壁疝常需修补手术。较大范围脂肪坏死会导致再造乳房部分或局部变硬。优化血供是预防或减少脂肪坏死的主要方法，术中吲哚菁绿荧光显像精确判断皮瓣血供面积，可有效预防脂肪坏死发生。一旦出现脂肪坏死建议观察一段时间，部分患者可考虑手术切除或者负压抽吸治疗。

DIEP皮瓣乳房再造常见并发症是皮瓣部分或完全坏死以及脂肪坏死等。术前影像学评估和减少皮瓣缺血时间可有效降低坏死发生。皮瓣坏死常因血管危象引起，一旦出现需立即手术探查处理。部分皮瓣坏死可清创去除坏死组织；皮瓣完全坏死需切除坏死皮瓣，仍有再造意愿可以考虑延期或即刻换用其他方式再造。

八、乳腺肿瘤整形外科的修整技术

修整手术是乳腺肿瘤整形外科治疗计划的一个环节，体现分期手术以优化效果的整形外科理念，建议在首次术后3~6个月以上实施。修整技术按照形态缺陷分类如下。

（一）局部凹陷与覆盖不足

保乳术后局部凹陷和植入物乳房再造术后植入物表面覆盖不足可用自体脂肪颗粒移植改善，但由于放疗对受区脂肪存活的不利影响，常需2次或2次以上脂肪移植修整手术才能取得满意效果；较大局部凹陷畸形需用区域组织瓣转移填充凹陷区域。自体组织乳房再造的凹陷性缺损常因一期术中皮瓣摆位受限，二期修整手术可用组织瓣局部改形术；当局部组织量不足时，也可联合自体脂肪颗粒移植。

（二）局部过于饱满

如因假体过大造成过于饱满，可更换合适的假体；如因自体皮瓣厚度不均造成的局部过于饱满，可行皮瓣修整，包括皮瓣部分切除及吸脂手术。

（三）切口瘢痕

瘢痕管理应全程化：术前充分了解患者既往手术的

瘢痕情况，合理设计手术切口；术中注意保护切口组织，精细缝合；术后切口减张、外用药物或硅酮敷料等预防瘢痕增生。对增生性瘢痕可用色素染料激光、局部注射类固醇药物等非手术方式治疗，如瘢痕挛缩引起局部畸形，可对瘢痕彻底切除并用"Z"成形术等矫正。

（四）乳头位置不对称

对双侧胸骨-乳头间距（SN）差值大于 2 cm 的乳头位置异常，可通过局部对偶皮瓣转移、邻近皮瓣插入等矫正。组织量足够时，也可切除原乳头后在正常的位置再造乳头。健侧乳房缩小上提也是调整乳头位置不对称的方法之一，详见第（七）条。

（五）下皱襞形态或位置不对称

明显不对称应直视下打开下皱襞粘连，并在与健侧对称的位置重新缝合固定。

（六）放射性损伤

再造乳房的放射性损伤应尽量避免。放疗所致自体组织脂肪坏死和纤维化变硬以及假体包膜挛缩，修整应在放疗结束后 6 个月以上进行，主要方式是病变组织切除、背阔肌瓣转移覆盖假体、自体脂肪颗粒移植等等。严重放射性损伤导致的假体外露和皮瓣变形等属于并发症范畴，常意味再造手术失败。

（七）健侧乳房的对称性修整

健侧乳房的对称性修整包括乳房缩小、乳房上提、假体隆乳等手术，一般应在再造乳房效果稳定后施行。缩小性乳房整形以垂直切口技术、双环法等较为常用；增大性乳房整形包括假体隆乳和自体脂肪移植隆乳，在乳房中度以上下垂时，需结合乳房上提手术以避免出现双泡畸形。

九、乳头乳晕再造手术

理想的乳头乳晕复合体再造标准包括凸度、颜色、形状、大小、质地和位置等。

（一）乳头再造

1.局部皮瓣移植法

局部皮瓣是最常用的乳头再造方法。用于再造乳头的组织包括局部皮肤和皮下组织浅层。最常用的皮瓣包括箭形皮瓣、C-V皮瓣、C-H皮瓣等。有些皮瓣为增加乳晕中心区凸度辅助应用荷包缝合、上方移植物、包埋移植物等。皮瓣移植法最大问题是凸度无法长期保持，有时可在首次乳头再造术后重复进行同一种皮瓣移植法进行乳头再造。

2.增加乳头凸度的方法

包括自体组织（脂肪、软骨、真皮）、异体组织（脱细胞真皮，冻干异体肋软骨）、人工合成材料（填充剂、人工骨、硅胶）等。

3.对侧乳头游离移植法

适于健侧乳头体积较大的情形。具体方法是楔形切取部分健侧乳头游离移植。

（二）乳晕再造

1.皮片移植法

全厚皮片游离移植再造乳晕，供皮区常选择黑色素含量较高的部位，如大腿内侧腹股沟区、腋窝部和小阴唇周围等。最大问题是色素脱失，可行二次皮片移植矫正。

2.文饰技术

文饰技术属于一种创伤性皮肤着色技术，在乳头再造后4~6个月进行，可将色料刺入人体体表，以达到美容修饰的目的。文饰技术常用于乳晕再造和乳头的着色修饰。3D文饰技术可实现乳头乳晕复合体的视觉再造。

十、乳腺肿瘤相关的胸壁缺损修复再造技术

乳腺肿瘤相关的胸壁缺损常见于局部晚期乳腺癌、

复发性乳腺癌、乳腺癌术后放射性骨坏死等。胸壁骨组织缺损修复再造材料包括合金赝复体、3D打印的合成材料支架、合成补片以及骨水泥等。胸壁软组织缺损修复再造技术的组织瓣供区包括下腹部、肩背部、大腿以及腰臀部等。

（一）下腹部皮瓣

具体形式包括 DIEP 和 TRAM 皮瓣。

适应证：胸壁软组织缺损面积大于 300 cm²。

禁忌证：无绝对禁忌。相对禁忌包括腹部脂肪组织量较少、广泛的腹壁手术史、严重的腹膜炎及感染疾病等。

手术流程：皮瓣切取和显微操作方式参考第六（一）（二）条。注意灵活采用不同形式的下腹部皮外移植，可以确保大面积乳腺肿瘤相关胸壁缺损的可靠修复。

（二）背阔肌皮瓣

具体形式包括单纯背阔肌皮瓣，扩大背阔肌皮瓣、分叶背阔肌皮瓣。

适应证：乳腺肿瘤相关胸壁缺损面积大于 200 cm² 且小于 300 cm²，腹部及大腿组织量不足或者不适合采用远位游离皮瓣移植修复的胸壁缺损。

禁忌证：胸背血管及背阔肌接受过放射损伤，感染侵袭以及肿瘤的侵犯；肩背部组织量不足，难以制备较大皮瓣的情况。

手术流程：对于中小面积胸壁缺损可以采用传统带蒂背阔肌皮瓣的形式，对于中等面积缺损的胸壁修复手术，通常采用扩大背阔肌皮瓣技术。胸壁缺损的修复一部分由背阔肌皮岛完成，另外一部分可由背阔肌肌瓣联合表面植皮的方法完成修复。较大面积的胸壁缺损，采用分叶背阔肌皮瓣。

术前标记：患者站立位，双上肢平举标记背阔肌前缘，根据假捏实验确定肩背部皮肤组织的松弛程度和移动度，并根据拟切除的胸壁肿瘤继发遗留的胸壁缺损面积形状、大小确定具体的背阔肌皮瓣切取形式。

皮瓣切取：沿皮瓣设计线切开皮肤、皮下组织，向两侧分离并形成斜坡状，分离皮瓣至背阔肌前缘，在背阔肌与前锯肌之间组织间隙内完成皮瓣进一步分离和胸背血管显露，并携带尽量多的背阔肌肌瓣，以增加背阔肌皮瓣的有效修复面积。制备分叶背阔肌皮瓣时，要注意背阔肌皮岛尽可能的要设计在背阔肌表面，同时要兼顾供区关闭和受区修复之间的平衡，避免在皮瓣供区植皮。

（三）大腿皮瓣

具体形式包括股前外侧皮瓣、股薄肌皮瓣、股深动脉穿支皮瓣。

适应证：胸壁缺损面积巨大，作为补充供区提供肩背部和腹部均难以满足的组织量。

禁忌证：无绝对禁忌。患者全身情况不佳、恶病质等导致大腿萎缩明显，难以提供满意的组织量是相对禁忌。

手术流程：由于乳腺肿瘤相关的胸壁缺损修复不仅要修复创面，而且要求有一定的容积充填，尽量避免采用单一的穿支皮瓣移植用于胸壁充填。术前根据患者的实际情况（如胸壁缺损面积大小、其他皮瓣供区的实际情况）做出优化选择。如果肩背部和腹部都难以提供足够的组织量，则可以选择来源于大腿的游离皮瓣移植完成胸壁缺损修复，临床上较为常用的是游离股前外侧皮瓣。

1.游离股前外侧皮瓣

术前标记：从髂前上棘至髌骨外上缘取一连线，是为髂髌线。以髂髌线中点为中心设计纵梭形设计的股前外侧肌皮瓣。另外，从腹股沟中点向髂髌线中点取一连线，是为旋股外侧动脉降支的体表投影。

皮瓣切取：皮瓣可以采用单纯皮瓣、分叶皮瓣、复合筋膜皮瓣以及复合肌皮瓣等形式，血管蒂为旋股外侧动脉降支或斜支，在必要情况下可以额外携带阔筋膜张肌皮瓣联合制备以修复更大的胸壁缺损，同时额外吻合旋股外侧动脉横支以确保皮瓣的血运安全。

2.游离股薄肌皮瓣

术前标记：患者站立位标记长收肌的体表位置，在长收肌后方约 3 cm 处，纵行设计股薄肌皮瓣，也可以采用横行设计的方法，具体根据患者大腿后内侧组织松弛度而定。股深动脉穿支皮瓣的设计与此类似。

皮瓣切取：切开皮瓣前缘，从前向后在长收肌表面掀起皮瓣，分离皮瓣至长收肌与股薄肌之间，向前方牵开长收肌，长段分离股薄肌粗大肌支，肌支血管蒂来源为股深血管，可直接制备单纯游离股薄肌皮瓣、游离股薄肌皮瓣联合大收肌穿支皮瓣及单纯股深动脉穿支皮瓣，皮瓣的宽度以可以直接闭合供区为准。

十一、加速康复外科理念在乳腺肿瘤整形外科中的整合应用

加速康复外科（ERAS）在多个环节中采取新方法，以减少患者在围术期发生生理与心理创伤应激，这一临床路径贯穿于患者住院前、手术前、手术中、手术后、出院后全流程。

（一）术前评估与方案选择

术前告知患者乳房再造不同时机和方式、适用人群、优缺点以及术后并发症的发生情况十分必要。推荐患者术前戒烟（包括二手烟），戒酒至少一个月；纠正血糖、血压、肥胖等一般情况；同时对使用药物情况进行适当调整。放疗增加假体或自体皮瓣并发症发生风险，对乳房再造美容效果和术后康复产生一定影响，手术方案需慎重选择。

（二）术期管理

缩短术前禁食时间，有植入物或手术时间超过 3 h 建议预防性应用抗生素。5-羟色胺亚受体（5-HT3）拮抗剂、地塞米松、氟哌利多或氟哌啶醇是预防术后恶心呕吐最有效且副作用小的药物。建议采用药物或非药物方法进行术前预防性镇痛，改善患者术前焦虑状态。

选择全麻联合椎旁神经阻滞、外周神经阻滞或切口局部浸润镇痛等可满足手术无痛的需求并抑制创伤所致应激反应。身体核心温度保持在36℃以上，提倡以平衡盐溶液为首选的目标导向液体治疗。术后镇痛推荐采用多模式镇痛方案。

（三）术后管理

术后24 h内恢复低脂和优质蛋白饮食有利伤口愈合，减少感染率和住院天数。对深静脉血栓高危者应定期监测D-二聚体，必要时可予低分子肝素钙治疗，常预防性应用3~5 d。术后第1 d建议复查血常规、肝肾功、电解质等。必要时可用人血白蛋白或血液制品。导尿管应在麻醉起效后或麻醉诱导期放置，术后当患者自主排尿功能恢复，一般在24 h内予以拔除。术后清醒即可半卧位或适量床上活动；术后24 h即可开始下床活动，术后1~3 d：指掌及手部力量练习；术后4~7 d：腕部及肘部屈伸运动；术后8~14 d（引流管拔除，伤口拆线后）。

植入物乳房再造术后应用弹力束缚带固定乳房位置，力度适宜，至少使用3个月。自体组织乳房再造术后首选无钢圈胸衣。腹部皮瓣乳房再造术后需穿腹带。

第二章

颌骨缺损重建修复治疗
专家共识

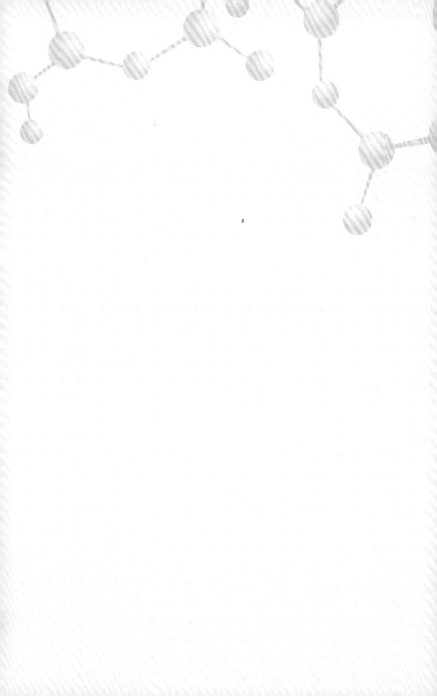

一、历史沿革

近代下颌骨缺损重建早期仅能实现肋骨、髂骨等非血管化移植骨修复小型缺损。在经历了一个多世纪的探索与实践后，伴随着外科学尤其是显微外科的发展和其他新技术、新理论的应用，积累了丰富的临床经验，通过血管化游离组织瓣、牙种植修复和数字化辅助，实现了首先需要实现颌骨外形的恢复。在此基础上进行义齿修复及咬合功能重建，重建口颌系统平衡，有利于维持上呼吸道畅通，实现下颌骨功能重建。

二、技术原理

目前下颌骨重建已绝非简单意义上的恢复下颌骨的连续性，而是一项以重建修复外科为主，同时综合了口腔修复科、口腔种植科等多学科的系统工程，具有复杂性和挑战性。一般由口腔颌面外科、耳鼻咽喉-头颈外科、头颈外科及整形外科医师实施，可针对口腔癌及颌骨成釉细胞瘤等累及颌骨的良恶性肿瘤、鼻咽癌、口咽癌等放疗后所做成的颌骨骨髓炎以及颌骨骨纤维综合征、第一鳃弓综合征等疾病。颌骨功能重建治疗周期长、程序复杂，为了能够达到最终理想的修复目的，往往要求患者具备良好的依从性。颌骨功能重建涉及多学科的分工合作，除重建手术外，还需要进行牙种植等义齿修复工作。在此过程需要用到显微外科技术、坚强内固定技术、数字外科、牙种植等技术，同时在此过程中需要灵活掌握外科围术期原则、整形外科原则以及义齿修复原则。

三、适应证

（1）肿瘤、外伤和炎症等造成的后天性颌骨缺损。

（2）半侧颜面萎缩等先天性颌骨发育畸形缺损。

（3）患者可耐受6~8 h等较长时间的全麻手术。

四、技术流程

（一）术前评估

1.下颌骨缺损受区的检查

（1）缺损范围临床评估：对原发病灶的评估除详细了解上下颌骨病损范围外，需对周围软组织受累情况尤其是颊舌的受累情况进行仔细评估。颌骨复合软组织缺损复杂程度与功能预后成反比，单纯硬组织缺损的重建效果相对较好。

（2）影像学检查：对下颌骨重建的患者应进行颌面部螺旋CT扫描和全景片拍摄，如需数字化设计则需要层厚在1 mm以下的CT扫描；头颅定位正侧位片对于患者的下面宽及面下1/3的高度和宽度有指导作用。

（3）口内检查：颌骨缺损修复治疗前，必须对患者的全身情况，特别是口腔颌面部局部情况做详细的检查，主要包括张口度的情况和余留牙的牙周情况。咬合关系的评估可为下颌骨重建方法的选择和功能预后提供重要依据，稳定的余留牙咬合关系对于余留颌骨的准确复位和移植骨的准确固定具有指导意义，对于无法在术前获得稳定余留牙咬合关系的患者，宜在术前进行模型外科或数字化设计，以指导在术中进行咬合关系的暂时固定和术后咬合关系的固定。对肿瘤性疾病，需详细了解上颌骨切除范围，对眶下区、唇部皮肤以及颊部黏膜是否会有累及要有预判。

2.供区的评估

术前需要排除供区的各类发育畸形（包括血管变异）、疾病、创伤以及对皮岛穿支血管进行精确定位。宜通过超声多普勒、CT血管造影或磁共振血管造影对供区血管是否存在变异和皮岛的穿支位置进行判断。供区宜进行CT等影像学检查对骨瓣的骨量、形貌有更全面的了解，使骨瓣的选择更具针对性，尤其对于需要进行数字化设计的病例。

（二）重建时机的选择

1. 一期骨重建

在颌骨切除手术实施的同时进行颌骨缺损一期即刻重建手术具备明显优势：残余颌骨、咬合关系和髁突位置容易记录，术中可获得稳定的咬合关系；颌骨连续性和外形早期恢复，减少颌骨缺损给患者带来的心理和生理障碍；余留牙的咬合关系可以早期得到恢复，恢复患者的咀嚼和吞咽功能，改善患者的生存质量。对于因肿瘤、炎症等疾病需切除上颌骨并修复的病人，上颌骨切除手术实施的同时进行上颌骨缺损一期即刻重建手术有明显优势：可以一期封闭口鼻相通，恢复面中1/3面容，防止上唇、颊部以及眶下区软组织挛缩，避免下睑外翻以及眼球下陷所产生的复视等症状。

2. 二期骨重建

对于不具备即刻骨重建条件的下颌骨缺损，如：肿瘤多次复发或预后差的患者，可采用单纯软组织瓣修复或软组织瓣复合下颌骨重建板修复，随访2年未见复发者可进行二期进行骨重建，但二期骨重建会带来残留下颌骨位置向舌侧偏斜、下颌牙列舌侧倾斜、对颌牙列伸长、髁突旋转移位和颌骨缺损区域瘢痕严重。

在二期重建当中，单纯行颌骨连续性重建，常无法恢复咬合关系和咀嚼功能，需要正颌手术和正畸治疗的联合参与。

对于单纯下颌骨缺损而未进行同期修复的患者，通常利用余留的下颌牙佩戴下颌翼状导板来维持咬合关系，保留部分咀嚼功能，经过大约3个月的功能训练，患者能够用余留的下颌牙与上颌牙进行咬合，对于二期重建的患者而言，下颌翼状导板有暂时维持咬合关系，降低二期重建难度，提高重建效果的作用。

部分肿瘤患者局部或全身不具备条件即刻修复上颌骨缺损，还有部分长期佩戴赝复体修复效果不佳的患者，可择期进行二期骨重建。在二期重建当中，上唇及颊部软组织挛缩所产生的软组织量不足是二期上颌骨重建的难点，在做骨性框架重建的同时应注意软组织恢复的问题。

（三）血管化自体骨移植的供区选择

该术式是目前下颌骨重建的"金标准"，较非血管化骨移植愈合快、抗感染能力强、骨吸收少，可适用于各种条件颌骨缺损修复，可进行即刻牙种植的移植，供区通常选择髂骨、腓骨、肩胛骨。

髂骨的骨量最丰富，有利于种植牙植入，同时携带由旋髂深动脉供血的腹内斜肌岛状瓣，可作为骨-肌复合组织瓣进行修复，但仅能提供9~10 cm的长度，如缺损超过此长度，则无法选用，对于双侧上颌骨缺损、伴有面部皮肤缺损的患者不宜采用；腓骨是目前应用最广泛的供区，可提供最长达25 cm的移植骨长度，血管蒂恒定，其携带的小腿外侧穿支皮岛软组织量薄，可适用于复合口底及颊部软组织缺损的颌骨修复，但垂直高度显不足，尤其在黄种人群当中，很难直接进行种植；肩胛骨瓣的优势在于可携带大组织量的软组织皮岛，可以修复下颌骨-咽侧-舌根的三维复合组织缺损和伴有大面积皮肤缺损的下颌骨缺损病例，但肩胛骨菲薄，无法进行种植牙修复。

（四）操作规范

1.两端余留牙均具有稳定咬合关系的下颌骨重建

可通过咬合板复位及颌间结扎来恢复残颌的原始位置，按缺损范围和下颌骨原有角度成形，建议将下颌骨体部的形态分解"体部-颏部-颏部-体部"的四段的结构，在重建时注意恢复下颌骨的颏部正中的结构，避免造成中线（眉心-鼻尖-颏前点）的偏斜，避免造成颏部过宽或不对称的术后形态。

2.单端余留牙具有稳定咬合关系的下颌骨重建

缺损后可形成有余留牙和无余留牙的两侧残余颌骨。对于有余留牙的残余下颌的一侧可以通过颌间结扎来获得稳定的位置，而无牙残余颌骨的原始位置宜通过下颌骨定位支架进行记录与恢复或通过数字化制作导板进行辅助，按"四段式"行下颌骨重建板和移植骨的成形与固定，体部成形推荐采用"四段式"成形方式，升支与体部间角度为125°。应注意下面宽的控制以及无牙残余颌骨侧髁突的复位（达到稳定的、可重复的关节后位）。

3.余留牙不能保持稳定咬合关系的下颌骨缺损重建

双侧余留下颌的原始位置均应采用下颌骨定位支架进行记录与恢复，推荐采用数字化技术进行术前辅助设计及导板制作。下颌骨重建板及移植骨的成形及固定同前。应注意恢复下面宽、颏颈角和鼻颏角、防止中线偏斜以及避免双侧髁突的错位。

4.原始位置丧失的下颌骨缺损重建

目前此类型是下颌骨缺损重建的难点，主要在于下颌骨与颅骨间三维空间位置的确定，移植骨段需同时满足外形恢复和牙种植位点的需要，同时往往伴有软组织的缺损。

下颌骨体部推荐"体部－颏部－颏部－体部"的四段式塑形方式（骨段间角度均为135°），符合东方人的外形审美与后期牙列种植；体部与恢复升支垂直骨段间角度为125°。

应该指出的是下颌骨"四段式"简化成形技术较传统的成形技术操作更简洁明了、移植骨塑形就位精确，且不受下颌骨破坏程度和形变的影响，但余留颌骨位置的准确记录与复位是该技术应用的关键，同时下颌骨与其他颅颌面骨骼的空间定位关系对手术实施有重要意义。

目前提倡模型外科和计算机辅助设计，可通过对头颅定位正、侧位片的三维测量精确推算下颌骨外形参数（下面宽、下颌体长、升支高度）和制备下颌骨外形导板指导余留下颌骨复位、重建板与移植骨的塑形和固位；或通过数据库优化匹配，寻找最优下颌骨，指导颌骨重建。

5.赝复治疗

上颌骨切除术后患者可以采用不同形式的赝复治

疗，尤其是未进行同期骨重建的病例，可恢复部分口腔功能。早期赝复治疗一般选择在术后7~10 d拆除口内辅料（多为碘仿打包）之后，采用腭护板来分隔口鼻腔。3个月后可酌情进行永久性赝复治疗。目前绝大多数上颌骨缺损都需要赝复治疗，上颌骨缺损多伴有邻近软组织的缺损，形成了不规则的缺损形态，导致固位困难，使得上颌颌骨缺损修复的设计要求高和制作难度大。为了实现良好的修复效果，宜遵循以下原则：

（1）尽可能早期修复：以利于保护手术创面、减少术后瘢痕挛缩、尽早恢复部分功能，建议术后7~10 d制作早期暂时性上颌骨缺损赝复体；术后3个月待创口完全愈合，接受放疗患者待放疗结束后2月，即可制作永久性赝复体；

（2）恢复生理功能优先：制作赝复体应尽可能恢复咀嚼、语言、吞咽、吮吸等生理功能，当功能恢复和外形重建之间有矛盾时，宜以功能恢复为主；

（3）尽量保护余留组织：除必须拔除的残根或过度松动牙，骨尖、骨突的修整，以及瘢痕组织的切除等外，尽量保存余留组织；

（4）应有足够的固位力：在赝复体设计时须仔细检

查、综合考虑，尽量利用现有组织获得足够的固位力；数字化赝复可以利用三维扫描详细获取并重建缺损区周围的结构，利于倒凹的获取和利用。可在剩余颌骨上设计种植体，利用附着体增加赝复体的固位力。

（5）制作上尽可能地坚固轻巧，戴用舒适，摘戴方便：在确保足够的固位和支持的要求下，修复体还必须设计得轻巧牢固；支架设计不宜过于复杂，基托不宜过厚，在组织缺损区的基托应采用中空的设计以便减轻重量。

6.上颌骨的塑形要点

由于上颌骨的特殊形态，移植骨必须经过塑形才能与之匹配，主要要点为：

对于低位（James Brown Ⅰ-Ⅱ类）的上颌骨缺损，移植骨的塑形主要是塑造上颌牙弓的形态，构建出牙槽突形态便于后期种植义齿修复；

对于高位上颌骨缺损，除了要构建上颌牙弓形态还需要构建上颌骨的生物力学支柱，常用的重建支柱有鼻旁支柱、颧上颌支柱。

对于伴有眶底缺失眼球下陷的高位上颌骨缺损，除上述解剖结构外还要考虑眶底的重建，此类情况也可以采用个性化生物代用品如钛网等联合血管化自体骨移植来重建上颌骨缺损。

7.软组织瓣联合穿颧种植修复上颌骨缺损

以往认为，采用软组织皮瓣修复上颌缺损仅仅能够起到关闭口鼻瘘的目的，无法同期或二期获得义齿的修复。近年来，随着种植技术的发展，对于双侧上颌骨低位缺损患者，可以采用软组织皮瓣修复口鼻相通，同期植入4枚颧骨种植体，颧骨种植体可穿出皮瓣直至口腔内，能够达到义齿即刻负载的效果，并在术后短时间内最大限度地恢复口腔功能。

8.咀嚼肌再附着与下颌骨筋膜悬吊

应尽可能将咬肌和翼内肌缝合于下颌角区，以保持重建下颌骨的正常位置，防止下坠。再将颏舌肌肌二腹肌前腹与移植骨段肌袖缝合固定以悬吊舌体和舌骨，防止舌后坠，维持呼吸道通畅。

9.内固定接骨板的选择

对于骨重建的患者宜选用下颌骨2.0次重建钛板或小型钛板。两侧残余下颌骨端需要3枚以上钛钉（可选择自锁或非自锁钛钉）的双侧骨皮质固定，为保证双侧骨皮质固定，宜在选择钛钉前进行测深。同时还应注意的是：每个移植骨段均需要有两枚以上的钛钉进行单侧骨皮质固定，以免过深而损伤内侧血管；如选用小型钛板，在移植骨块与余留颌骨间应放置两块小型钛板以保证稳定。

（五）数字化辅助

下颌骨重建的目标是实现患者功能恢复与容貌美观的统一，数字化技术是实现这一目标的重要途径，能够在治疗开始前就模拟出最终效果，并对不同治疗方案进行比较优化，据此确定针对不同患者个性化的最佳治疗方案，有利于咬合功能重建。

目前提倡以咬合功能为导向，即以牙种植的位点作为依据，进而确定移植骨段的位置和选择足够骨量的供区骨瓣和修复方式。下颌骨重建中数字化技术的应用包括3个主要环节，分别是数据的获取、治疗方案的规划以及精准实施：CT扫描及重建获得患者头部三维模型，能够准确获取缺损区形态；如要设计咬合板或牙支持式的导板，需要通过口扫或模型扫描获得牙列数字化模型，与CT模型经过配准后生成咬合面具有足够精度的融合模型；通过光学扫描获取患者颜面软组织三维模型能够辅助治疗方案规划与疗效评价。

数字化治疗方案规划的主要内容包括：

（1）明确肿瘤切除范围，确定截骨线；

（2）余留上下颌骨位置关系的调整与确认；

（3）确定修复完成后义齿牙列的最佳位置；

（4）依据虚拟牙列的位置规划种植体位置及角度；

（5）结合拟修复的颌骨外形轮廓与种植体位置角度对参照镜像翻转健侧颌骨模型；越过中线的缺损，可以选择健康人颌骨数据进行适当编辑，并对移植骨的切割、塑形并在缺损区的空间定位进行模拟；

（6）将虚拟设计完成后的颌骨重建模型输出，3D打印获得实物模型，可用于预弯重建板；

（7）设计手术辅助导板，以将虚拟设计准确转化到实际手术中；

（8）植入骨段的设计及生物力学分析；

（9）手术辅助导板与手术导航是将虚拟设计准确转化到实际手术中的不同方式，可以根据实际情况选择使用。

利用数字化技术，可以实现在术前治疗方案模拟，根据上颌牙列的位置，确定下颌骨种植位点，设计移植骨段的位置，制作导板，缩短手术时间，提高下颌骨重建精确性和牙列恢复率。

（六）颌骨重建术后的义齿修复

1. 义齿修复前外科处理

（1）骨增量方法

足够的移植骨组织量是义齿修复的前提。移植骨骨量不足，常见于单层腓骨重建下颌骨。骨增量可在下颌骨修复重建术的同期或二期进行，骨增量通常有以下方法：平行折叠腓骨移植，同期或二期的非血管化"Onlay"植骨术和牵引成骨技术，尽可能恢复牙槽嵴高度，但也应注意义齿修复间必需的颌间距离（前牙 2.5~2.8 cm，后牙区 2.0~2.2 cm）。

（2）软组织诱导成形

颌骨重建患者牙槽嵴表面常有皮瓣或松软肥厚的软组织覆盖，不利于维持健康的种植体周围组织，去除重建牙槽嵴表面的皮瓣或松软的软组织，诱导健康的附着牙龈黏膜十分重要。

去除重建牙槽嵴表面的软组织后，常用的软组织诱导成形技术包括：

①自行黏膜化：小面积的缺损，采用直接在保留骨膜的牙槽嵴表面碘仿纱包覆盖，刺激骨膜表面肉芽组织

生长，二期上皮细胞生长，黏膜化，形成较薄的口腔黏膜覆盖在牙槽嵴顶；

②人工补片：将人工补片剪裁后，平铺于牙槽嵴骨膜之上，打包加压，待正常口腔上皮细胞长入此细胞支架，形成健康的附着上皮；

③角化黏膜移植：通常采用硬腭黏膜进行移植，对于较大缺损，建议分块移植，是获得附着上皮的最理想方法。

（3）前庭沟成形术

前庭沟成形术有利于形成正常的牙槽嵴形态，松解唇颊软组织不足，使种植义齿获得足够的修复空间，同时有利于后期维护种植体周围组织的健康。常见的方法是利用口内牙槽嵴顶多余的皮瓣或者黏膜，在牙槽嵴偏舌侧设计切口，向唇颊侧翻瓣显露牙槽嵴顶，然后松解唇颊侧前庭沟，将翻起的软组织瓣边缘缝合于前庭沟底，裸露的牙槽嵴顶采用相应的软组织诱导成形术。

2.常用义齿修复方式

（1）以余留牙为基牙的活动义齿修复

在保留了双侧后牙，基牙健康，重建区域软组织健康，多为角化黏膜或者耐磨的皮肤，有一定的牙槽嵴高度，可进行混合支持活动义齿修复。

（2）种植体辅助固位的覆盖义齿修复

可用于牙槽嵴底平，颌间距离过大，唇颊舌运动功能障碍，难以进行自洁功能的情况。在移植骨块上进行种植体植入，二期对种植体周围软组织进行处理，将种植体上部结构设计为球帽附着体、杆卡附着体、磁性附着体和高架桥等修复形式，进行覆盖义齿修复。

（3）种植体支持式的固定义齿修复

对于完成颌骨解剖结构重建，且唇颊舌功能良好的患者，预估修复后有一定自洁功能，有清晰的牙槽嵴结构、前庭沟结构、牙槽嵴表面为附着龈或者角化程度较高的口腔黏膜，重建牙槽嵴与咬合曲线、Spee's曲线均接近正常范围，建议采用种植体支持式固定义齿修复。在移植骨块上进行种植体植入，种植体数量及位置按照种植固定义齿要求进行植入，建议修复体（义齿）与种植体之间采用螺丝固位。移植骨块近远中边缘处不宜植入种植体，修复体可在固定义齿的近远中设计不大于1.5 cm的悬臂。二期种植体植入前，需要拍摄CBCT明确下颌骨重建术中钛板及钛钉的位置，如果种植体无法避开，则需拆除钛板。

（4）可摘义齿阻塞器修复

即赝复体治疗，是最常见的上颌骨缺损的修复方式。以余留牙为基牙，通过设计卡环等固位体佩戴阻塞器，义齿修复可同阻塞器一体也可分段来完成。当余留牙数量较少或者没有基牙等情况下，可利用软组织倒凹来给阻塞器提供固位力。在余留牙槽骨上或重建后的移植骨上，可植入牙种植体来共同参与活动义齿阻塞器修复，提供可靠的固位力与一定的支持力，此时种植体与修复体之间多通过精密附着体形式进行连接。

（5）种植体支持式的固定义齿修复

当余留牙槽嵴或移植骨块形态良好，患者咬合关系基本正常，牙槽嵴黏膜具备较好种植条件，预计种植固定修复后可以满足修复体自洁或清洁条件时，可以进行种植体支持的固定义齿修复。种植上部修复体建议采用螺丝固位的方式。移植骨块近远中边缘处不宜植入种植体，修复体可在固定义齿的近远中设计不大于 1 cm 的悬臂。二期种植体植入前，需要拍摄 CBCT 明确下颌骨重建术中钛板及钛钉的位置，如果种植体无法避开钛板及钛钉位置，则需拆除钛板。

五、局限性及副作用

（一）术区并发症

1.移植骨相关并发症

（1）骨组织瓣危象：通常发生于术后3 d内，一般可通过皮岛观察了解移植骨瓣的血供情况，但对于无皮岛骨瓣的观察可采用便携式超声检测血管蒂血流信号；

（2）感染：常见于骨瓣的坏死或口内伤口裂开之后，在关闭口内创口时应有充分的组织量，进行无张力缝合，骨瓣的皮岛也应注意避免，值得注意的是上颌第三磨牙可能咬到术后肿胀的软组织，因此下颌骨重建术中应注意拔除废用的上颌第三甚至第二磨牙；

（3）移植骨骨不连：除钛钉钛板选择与使用不当之外，还有可能与重建术中使用骨蜡不当有关，在骨与骨接触面应禁止使用骨蜡；

（4）骨吸收：多发生于非血管化骨移植，与移植骨量密切相关，另外下颌骨重建板的应力遮挡作用也可导致移植骨局部的吸收。

2.内固定连接板的相关并发症

（1）钛板外露：重建钛板与软组织瓣复合使用的适应证把握不当可引起钛板外露，通常对于跨中线的下颌骨缺损不宜使用此法，包裹钛板的软组织瓣，应保证足量厚度并无张力；

（2）钛钉松脱：为了避免钛钉松脱，术中应该选择配套的工具，提倡微创操作，注意冲水冷却，并遵循"三螺钉双皮质固定"的原则；

（3）钛板断裂：与术中钛板的塑形操作不当有关，钛板反复弯折导致金属疲劳、划痕有关；另外缺乏骨支撑的下颌骨重建板，必然发生断裂，单纯重建板不应作为下颌骨缺损的永久修复方式；

（4）颞颌关节假体移位：单纯的钛板符合金属髁突假体替代髁突的治疗方案，存在移植后髁突穿入颅中窝的风险，尤其是对于无稳定咬合关系的患者，更容易发生此风险。

3.髁突前脱位

多发生于无稳定残咬合关系的下颌骨重建或失位性下颌骨重建，使用定位支架记录残余下颌骨位置可防止此并发症的发生，当残余下颌骨与移植骨固定时，可在术中通过口外颞颌关节的检查方法，仔细检查髁突位置是否正确。

4.种植相关并发症

在种植过程中，除了出血、感染等外科并发症外、较常见的并发症为种植体松动、脱落和种植体周围炎等。因为移植骨的表面往往缺乏附着龈的存在，可导致种植体周围炎，严重时导致种植体松动、脱落；同时，由于移植骨垂直骨量的不足，可导致种植体冠根比失衡，进而导致种植体的松动脱落。

5.口鼻瘘

常发生在软硬腭交界部位，可能与术后软腭的频繁的生理性活动有关；常发生于口鼻瘘缺损较大，而移植的软组织瓣组织量不足的情况，也可见于髂骨肌瓣联合腹内斜肌瓣无法严密封闭口鼻瘘的情况下。

6.植入物相关并发症

植入假体（钛网或其他生物材料）暴露，通常发生于眶下软组织菲薄部位，特别是术区经过放疗或者术后放疗造成了局部软组织血供不良，再加上假体的摩擦会造成假体暴露。

（二）供区并发症

腓骨组织瓣术后常见并发症是小腿部肿胀以及疼痛，术后可行小腿的抬高以及功能康复锻炼；髂骨组织瓣术后常见并发症是腹壁疝气，应注意供区创面的分层缝合，通常将腹横肌-髂腰肌、腹内斜肌-臀中大肌、腹外斜肌腱膜的严密分层缝合可有效防止腹疝的发生，对于仍有生育意愿的女性患者，要慎用；肩胛骨组织瓣术后常见并发症是肩功能（外展、伸和屈）减弱，因此应尽量避免选用与根治性颈清同侧肩胛骨，术中应注意对大小圆肌的复位固定，术后需要逐步配合肩功能康复锻炼。

第三章

骨肿瘤切除重建技术指南

一、重建长骨大段骨与关节缺损的3D打印假体设计与应用

（一）历史沿革

四肢长骨的骨干及干骺端是原发骨恶性肿瘤的好发部位。原发骨恶性肿瘤及部分转移性骨转移瘤要求广泛切除以获得良好的局部和全身控制率，骨肿瘤切除后的大段骨与关节缺损需得到良好的重建才能恢复肢体功能。既往用于重建大段骨与关节缺损的方法根据替代材料可分为生物重建和假体重建两种：前者要求早期坚强内固定和后期大段骨愈合；后者则需要优良的材料特性、精密的假体设计和长期牢靠的固定方式。尽管近数十年来业内在提高植入物的物理特性、优化假体关节机制、促进界面愈合以及降低侧方应力等方面不断改进，传统制造工艺和外科技术的局限性限制了重建方法的进一步优化，机械并发症仍然是最常见的并发症。

3D打印又称增材制造（additive manufacturing，AM）或者快速原型制造（rapid prototyping，RP），是出现于20世纪90年代中期的一种集成了计算机辅助设计、原材料精确加工、产品快速成型的制造技术。它的出现开启了工业从减材制造"削足适履"向增材制造"量体裁

衣"转变的新时代。近年来，3D打印技术已广泛用于医学教育、仿生医疗、手术计划、定制化手术导板、定制化植入物等医学领域。其中，以Ti-6Al-4V合金粉末为原料生产的3D打印金属假体已广泛用于长骨大段骨与关节缺损的重建中。3D打印金属假体在设计和生产上较传统机加工工艺具有更大的灵活性，依据影像学扫描数据及设计理念，3D打印技术能在生产出任意形状的定制化植入物，实现适型匹配。3D打印的钛合金假体具有优良的生物相容性、良好的力学强度、接近于正常骨质的弹性模量，良好地弥补了传统生物重建所用大段骨的强度不足和骨吸收的缺陷，也一定程度上改善了传统假体重建所致的应力遮挡效应。3D打印技术还可生产出互相连接的金属多孔表面结构，后者较传统涂层具有更优良的骨整合能力，使金属-骨界面愈合率显著提高，实现人工假体的长期稳定。因此，3D打印假体突破了传统工艺和外科技术的瓶颈，打破了生物重建和假体重建之间的隔阂，降低了重建术后的并发症率，已成为大段骨与关节缺损的新兴重建方式。

（二）技术原理

医工交互是3D打印假体设计与应用的基础，应以临床医生为主导提出设计方案，通过工程技术人员设计验证和企业制备，最后再由临床医生审核后应用。临床医生在评估适应证、构思方案及审核成品时，应遵循精确性（Precision）、关节机制（Articulation）、材料学（Material）、固定方式（Fixation）、骨整合（Osseointegration）、软组织覆盖与重建（Soft-tissue coverage and reconstruction）以及可持续性（Sustainability）七方面原则，简称"PAMFOSS"原则。

1.精确性

（1）截骨的精确性

a.截骨计划的制定：基于包含病骨全长的增强CT和增强MRI，勾勒病变范围，制定截骨计划。

b.截骨计划的实施：借助术中导航或定制化3D打印截骨导板实施截骨可提高截骨精确性（误差控制在5 mm以内）。截骨导板设计应考虑定位、安装、截骨及拆卸等步骤的可操作性。导板依靠特殊的解剖形状（如股骨髁关节面）及术中透视技术（如导板上设计有定位线）可实现精确定位。

2.假体与骨缺损匹配的精确性

（1）要求假体的长度、接触面积或关节面形状与骨缺损适型匹配。

（2）精确匹配依赖于设计假体所用CT数据的高分辨率和截骨计划的精确实施。

（三）关节机制

1.评估能否保留自身关节

依据肿瘤范围，在保证安全的切除边界下（经验上髓腔骨≥2 cm、松质骨≥1 cm），若能保留相邻的关节面、关节囊和韧带，剩余骨量足以完成牢固的内固定，则可保留关节；否则需切除关节。

2.保留自身关节

即中段缺损重建，应采用组配式假体，采用中段假体的合页设计，截骨面采用多孔结构界面，配合适当的固定方式进行重建。

3.不保留自身关节

根据关节特点选择关节融合或保留关节活动度的重建方法。借助3D打印技术适型匹配和多孔界面骨长入能力的特点，可设计定制的3D打印假体实现关节融合。在设计含活动关节的假体前，应先评估现有肿瘤关节假体是否能满足需求，对于有明显缺陷的关节机制或可通过3D打印技术进行改进。

（四）材料学

1.选择材料应考虑的因素

强度、弹性模量、可获得性、可加工性、生物安全性。

2.可用于3D打印假体生产的材料

钛合金（主要是Ti-6Al-4V）、钴铬钼合金、钽和铌金属、PEEK等。

3.Ti-6Al-4V合金

Ti-6Al-4V合金是增材制造中最常见的金属材料，具有持久的力学可靠性、化学稳定性和生物相容性，3D打印含多孔结构的Ti-6Al-4V合金还具有优良的骨传导性能，利于界面愈合。

（五）固定方式

固定方式是重建的核心内容，可分为髓内固定、髓外固定、复合固定。

1.髓内固定

包括髓内钉、髓内柄、中置腓骨等，其优势在于复位简便、符合力学传导、支撑强度大，缺点在于抗旋转能力弱。髓内固定是最常用的假体固定方法。在剩余髓腔较短、较宽或较弯时，使用CAD设计及3D打印技术可生产出与髓腔匹配的、带有多孔界面的髓内柄来实现良好的髓内固定。

2.髓外固定

包括接骨板、假体侧翼等，其优势在于抗旋转能力强，缺点在于偏心固定、力学支撑弱。根据剩余骨质条件，可设计经假体的加压螺钉钉道，实现假体-骨界面的初始加压固定，从而弥补单纯髓外固定的不足。

3.复合固定

指同时实现髓内及髓外固定，在保证足够的力学支撑同时具有抗旋转功能，避免松动和断裂等机械性失败，是最推荐的固定方式。

（六）骨整合

（1）3D打印技术可制造出孔隙率可控、孔隙大小均一且相互连通的钛合金多孔界面，其骨整合能力远优于传统钛喷涂工艺的植入物界面。孔隙大小为300~600 μm、孔隙率为70%~90%的多孔界面利于骨长入。

（2）为促进金属-骨界面实现骨整合，应保证金属界面的骨整合性能良好、宿主骨界面的血运良好、增大金属-骨接触面积、金属-骨界面紧密接触、界面处于持续加压状态。

（七）软组织覆盖及重建

1.软组织覆盖

（1）假体设计：应实现功能学而非单纯的形态学重建，以最小的体积实现最大的力学支撑和关节活动度。即使在需要适型匹配的情况，在保证匹配面大小和形状的前提下应适当缩小假体体积、去除与功能重建无关的生理性骨突起，从而降低软组织并发症的风险。

（2）对于软组织缺损较大的病例，应积极使用皮瓣、肌瓣、肌皮瓣进行一期重建，避免勉强的拉拢缝合。

2.软组织重建的方法

（1）假体上设置缝合孔；

（2）用人造韧带包裹假体后将关节囊、韧带、肌肉止点等缝合至人造韧带上；

（3）在假体表面设计适合软组织长入的表面结构。

（八）可持续性

1.儿童生长发育的考虑

（1）干骺端的骨质生长发育向骨干方向移动且塑性变细，使得原来固定在干骺端的螺钉逐渐突出骨外。

（2）对于骨骼未成熟的患者，有条件者应避免经骺板固定。若剩余骨质不足以在干骺端固定，可先跨骺板固定（即固定在骨骺上），此时骺板在生长过程中会对界面产生自加压作用，有利于界面愈合，待界面愈合后，再拆除螺钉，释放骺板，从而减轻双下肢不等长的程度。

（3）对于双骨结构（尺桡骨和胫腓骨）的单骨缺损，若重建造成单骨骺板发育停滞，则可能会因另一骨的继续生长而导致关节畸形甚至脱位。此时可预先阻滞另一骨的同侧骺板，或设计延长机制。

2.假体翻修的考虑

（1）建议使用组配式设计，使假体翻修时能尽可能保留原假体配件，简化手术操作。

（2）注意保留设计图纸及数据，便于假体翻修时再次设计假体。

（3）保留自身关节的中段假体应使用合页结构，避免一体化假体或纯锥接假体。

（九）适应证与禁忌证

1.适应证

（1）发生于四肢长骨的恶性或侵袭性肿瘤，拟行保肢手术的患者；

（2）大段骨与关节缺损经生物重建或常规假体重建术后失败，需翻修者；

（3）常规假体无法满足该骨缺损修复要求或修复难度较高者；

（4）长骨经大剂量放疗后骨折，放疗野内骨段无明显活性者。

2.禁忌证

（1）原发恶性骨肿瘤无法通过保肢手术获得满意手术边界者；

（2）终末期患者、伴有严重合并症无法耐受手术者；

（3）局部感染或伴有全身感染者；

（4）骨缺损可以通过常规假体或其他方式修复，甚至无须修复者。

（十）操作流程

1.3D打印定制金属假体的设计和应用流程

（1）图像数据的采集（image acquisition）

a.使用多排薄层CT获得患者图像数据，CT层厚需控制在1 mm或以内。

b.对于骨质破坏严重的病变，需扫描健侧同骨获得数据，并作镜像转化用于假体设计。

c.所有医学图像的数据都会以医学数字成像与通信文件（digital imaging and communications in medicine，DICOM）的格式存储。

（2）图像数据的处理（image processing）

a.获得原始的DICOM数据后，需要由专门的软件读取并进行图像分割（image segmentation）和3D容积重建（3D volumetric reconstruction）。

b.由于儿童人群的关节软骨较厚（>2 mm），常规进行图像分割和容积重建后，所得三维骨模型在关节端会显著小于实际骨质。此时应依据磁共振图像所示的关节软骨范围，在相应的CT层面上重新勾勒出骨质的轮廓，使得重建后的三维模型更接近真实骨质外形。

（3）假体设计和模拟安装（implant design and simulated installation）

a.设计理念和构想应是由临床医生提出，由工程师评估工程学上的可行性，然后反馈具体落实的方案，临床医生再结合自身经验予以改进。

b.假体方案落实后，在软件上模拟截骨和假体安装，进一步优化方案并使其具有可操作性。

（4）设计方案的评估和验证（design evaluation and validation）

a. 临床医生和工程师将最终设计方案与患者的CT数据再次进行对比核实，明确设计参数的正确性。

b. 工程师应通过软件进行模拟（simulation）和有限元分析（finite element analysis，FEA），确保设计方案无生物力学缺陷。

（5）假体生产（implant fabrication）

工程师将电脑辅助设计（computer-aided design，CAD）文件最终方案转化为STL格式文件，后者是大多数3D打印机器使用的文件格式。转化后的STL文件还应再次检查以除外转化过程中出现的潜在错误，最后根据设计方案和所选材料选择合适的3D机器进行打印。

（6）假体生产后处理（post processing）

假体生产完成后需经过多个后处理步骤才能用于临床。首先，打印后的假体需惰性环境中冷却，随后需清除残余的金属粉末，得出毛坯件。对于复合固定的设计，如假体复合接骨板，则需在假体表面定位打孔用于拧入固定接骨板的螺钉。毛坯件还需打磨、抛光和表面处理，从而提高抗磨损和抗腐蚀能力。假体表面还可用激光刻字，标记配件方向、预设螺钉长度等。

（7）灭菌和包装（sterilization and packaging）

3D打印假体的多孔结构对灭菌技术提出了更高的要求，生产厂商需验证常规的灭菌方式（如干热、离子辐射、蒸汽和环氧乙烷）是否能保证3D打印假体的无菌性。

2.常见部位3D打印假体的设计要点

（1）肱骨

尽管肱骨各部位的缺损目前已有相对成熟的重建方法，3D打印的技术仍能给各部位的肱骨缺损带来更优化的重建方式。

a.肱骨近端缺损（含关节面）

①肩关节是多轴球窝关节，不需完全的适型匹配。

②3D打印多孔结构的骨整合能力可优化反式全肩关节假体（reverse total shoulder arthroplasty，RTSA）的肩胛盂部件。

③对于不能保留腋神经功能的病例，可使用3D打印技术生产能与宿主肩胛骨融合的肩胛盂部件，通过锥接连接肱骨缺损段，实现肩关节融合。

b.肱骨中段缺损

①剩余髓腔较短时，需定制髓内柄，建议使用非水泥固定。

②除髓内柄外，可使用侧翼或复合接骨板实现髓外固定，增加抗旋转能力。

③使用组配式设计，髓内柄与缺损段通过锥接组装，缺损段使用合页式结构组装。

c.肱骨远端缺损（含关节面）

①以肱骨远端的 CT 数据为蓝本设计生产出与尺骨关节面完全匹配的金属肱骨进行半关节重建。

②肱骨远端半关节假体在设计时可将内外上髁的突起外形变为平滑曲面，减少软组织张力和摩擦。

③肱骨远端半关节假体上设计预留孔洞用于缝合关节囊及肌腱。

④儿童人群肱骨远端骨化中心未成熟且软骨较厚，需结合 MRI 图像勾勒出肱骨远端关节面，才能保证与尺骨匹配。

d.全肱骨缺损

①肩关节使用传统的半肩关节假体设计，辅以细致的软组织重建。

②肘关节使用3D打印肱骨远端半肘关节重建。

③肩、肘关节两部分通过莫斯锥接与中间缺损段连接，可通过中间缺损段调节长度。

（2）尺骨

尺骨是骨肿瘤少见的发病部位，3D打印技术在尺骨近端缺损的重建方面具有较好的应用空间，可改善现有的重建效果。

a.尺骨近端缺损（含关节面）

①以尺骨近端的CT数据为蓝本设计生产出与肱骨关节面完全匹配的金属尺骨进行半关节重建。

②保证关节面匹配的前提下，适当缩小假体外形。

③假体上同时有预留孔洞用于缝合关节囊、环状韧带及肱三头肌腱。

④假体长度与缺损长度应完全一致，否则会导致提携角异常。安装假体时需保证尺骨的旋转对位正常，否则会影响前臂的旋前和旋后功能。

（3）桡骨

桡是骨肿瘤相对少见的发病部位，但桡骨远端是骨巨细胞瘤的好发部位。3D打印技术凭借适型匹配和设计自由的优势，可替代传统植骨的方法，完成桡骨远端缺损的重建。

a.桡骨远端缺损（含关节面）

①以桡骨远端的CT数据为蓝本设计生产出与腕关节面完全匹配的金属桡骨。

②可采用腕关节融合设计或关节成形设计。

③腕关节采用融合方式重建时，假体远端关节面应为3D打印多孔结构，下尺桡关节面应为光滑面，通过CAD设计假体远端钉道，使假体能固定在近排腕骨上。应缩小假体外形以减少软组织干扰。

④腕关节采用成形方式重建时，假体远端及应留有缝合孔用于固定腕关节囊及下尺桡部位的肌肉及韧带，同时最好留有临时孔洞用于克氏针临时固定桡腕关节和下尺桡关节（术后6~8周后拔除）。

⑤假体柄建议使用非水泥固定，或复合接骨板固定，以降低远期松动率。

⑥术后应使用支具固定腕关节于功能位8周。

（4）股骨

股骨近端髋关节假体及股骨远端膝关节假体，目前已相对完善，能满足大部分临床需求。3D打印技术可应用于某些特殊情况，用以优化固定方式、实现中段缺损重建和不规则缺损重建。

a.股骨近端及股骨远端缺损（含关节面）

①对于全关节缺损沿用现有的关节机制，使用组配式设计。

②对于缺损节段较长、剩余髓腔较短或仅剩干骺端骨质的情况，使用3D打印技术生产带有多孔表面结构的特制髓内柄，辅以接骨板或抗旋螺钉固定。

③使用短粗髓内柄时使用定位导板预处理髓腔，避免偏斜。

④对于股骨远端半髁缺损，可以使用3D打印技术生产半髁假体进行重建。

b.股骨中段缺损

①在设计截骨计划时，可根据病变范围，设计截骨导板。当截骨位置在近端或远端的干骺端松质骨区域时，可设计不规则的截骨平面，尽量保留骨质用于固定。

②金属与骨接触界面应为3D打印多孔结构。

③根据剩余骨量，设计利于初始固定和加压的结构，如粗短的髓内柄、侧翼、抗旋转龙骨、加压螺钉等。

④使用短粗髓内柄时使用定位导板预处理髓腔，避免偏斜。

⑤为增加假体固定的抗旋转能力，可设置抗旋转交锁螺钉、侧翼或辅助接骨板。

⑥对于骨骼未成熟的患者，有条件者应避免经骺板固定，可先跨骺板固定，待界面愈合后，再拆除螺钉，释放骺板。

⑦采用可调式结构组装，中间缺损使用合页式结构组装，其他部件与合页缺损段则可使用莫斯锥接连接。

⑧应以髓内固定为主。髓内固定应尽量使用非水泥固定（3D打印多孔面、喷涂生物柄）；若使用水泥固定时应辅以侧翼、抗旋螺钉或接骨板固定。

（5）胫骨

胫骨近端膝关节假体是目前相对完善的假体，对于缺损节段较长、剩余髓腔较短或仅剩干骺端骨质的情况，可使用3D打印技术改善固定效果（同股骨）。对于胫骨中段缺损及胫骨远端缺损（含关节面），3D打印技术可用于改善当前的重建方式。

a.胫骨中段缺损

①胫骨中段假体在界面的设计及固定方式原则上与

股骨中段假体的要点类似。

②由于膝关节和腓骨的限制作用，胫骨在截骨和重建时，容易导致截骨面偏斜或重建时力线偏移，因而应设计相应的截骨导板和安装定位导板，术中结合透视定位，保证力线正常。

③由于腓骨的限制作用，一体化的假体难以安装，尽量采用包含合页结构的可调式分体设计，在固定两端后，通过复位合页结构完成安装。

④腓骨虽然会限制操作，但其支撑作用对胫骨假体有一定稳定作用，所以不建议为了手术操作而打断腓骨。

⑤对于骨骼未成熟人群，若需经骺板固定，预计会影响胫骨生长，则应同时阻滞同侧腓骨骨骺，避免腓骨发育造成相邻关节畸形。

⑥累及胫骨中上段的骨缺损，应考虑使用腓肠肌内侧肌瓣进行假体覆盖。

b.胫骨远端缺损（含关节面）

①利用3D打印技术生产出与距骨关节面匹配的胫骨远端金属假体，实现踝关节融合。

②假体外形设计上，做踝关节融合时应保证踝穴形

状与自身胫骨一致，但同时需将内踝突出的外形改成光滑弧面，避免对皮肤造成干扰。

③在胫距固定上，一般使用加压螺钉固定，设计螺钉方向时，应考虑到腓骨对操作的阻挡作用，一般可设计一枚螺钉自假体后内侧拧向距骨颈，两枚螺钉经假体前方向后拧入距骨体内，甚至实现胫距跟固定。

④假体应以髓内固定为主，髓内固定应尽量使用非水泥固定，必要时辅以侧翼、抗旋螺钉或接骨板固定，增加抗旋转能力。

（十一）局限性和副作用

1.局限性

（1）3D打印金属假体的分辨率和精度仍需进一步提高，以适应更加复杂和精细的设计。

（2）3D打印的金属髓内柄强度仍弱于机加工的髓内柄。

（3）假体固定后的应力遮挡效应仍是术后骨量丢失的重要原因。

（4）对于儿童人群，如何实现骺板生长能力的保留和二期释放，从而减少肢体短缩，需进一步研究。

（5）3D打印假体的制作流程仍较烦琐、耗时，仍需进一步简化流程、缩短周期、优化手术工具及安装步骤。

2.副作用

3D打印金属假体具有与常规机加工金属假体相似的并发症谱，包括松动、断裂、假体周围骨折、深部感染等，因而同样面临假体翻修的问题。

二、股骨近端肿瘤切除肿瘤型假体重建

（一）历史沿革

股骨近端是常见的恶性肿瘤发病部位，常见的肿瘤类型包括原发恶性肿瘤如骨肉瘤、软骨肉瘤、尤文肉瘤等以及转移性骨肿瘤。软组织肉瘤亦可通过局部浸润侵犯股骨近端造成骨质破坏。发生于股骨近端的恶性肿瘤往往引起疼痛并可造成病理性骨折影响患者的下肢行走功能。

手术治疗是股骨近端恶性肿瘤的重要治疗手段但手术治疗的原则因不同的肿瘤类型略有不同。对转移性肿瘤而言，手术目的主要为缓解疼痛以及维持肢体的功能。手术方法包括髓内固定、病灶刮除内固定以及整块切除人工假体置换等。髓内固定及病灶刮除内固定对病变进行姑息性处理，提供短期的局部稳定性，多用于预

期生存期较短的患者。随着放化疗、靶向及免疫治疗手段的不断进步骨转移瘤患者生存期得以不断延长，局部姑息性手术往往不能满足患者的临床需求。因而，股骨近端肿瘤型人工假体置换作为更加可靠的治疗手段被越来越多的研究者所采用。

对原发恶性骨肿瘤而言，由于多数患者存在根治肿瘤从而长期存活的可能，手术的主要目标是完整切除肿瘤并进行稳定的功能重建。重建的方式包括异体骨重建、自体骨重建、人工假体重建以及人工假体与自体或异体骨的复合重建等。异体骨与自体骨重建术后往往需要长时间制动进行骨愈合且面临较高的并发症发生率，术后功能往往较差而较少采用。人工假体置换操作简单方便，从最早的定制型假体到目前的组配式或3D打印个体化假体其制作工艺及设计理念得到了不断进步。

股骨近端肿瘤切除术后骨缺损重建方法多种多样且各有优缺点，但人工假体作为便捷有效的重建方式被越来越多的中心所使用。人工假体髋关节的重建方式可为全髋关节置换或者半髋关节置换（保留正常的髋臼），两种重建方式均可获得较好的功能。半髋关节置换的股骨头多采用双动头的设计，在髋关节的活动时减小对髋臼侧的磨损故可延长假体的使用寿命。且由于半髋关节置换操作简单，临床上被更多研究者所采用。人工假体髓针的固定可为骨水泥型或者生物型，目前仍无大样本证据表明一种固定方式显著优于另一种。

本专家共识将以目前最常用的股骨近端肿瘤型双动头人工假体为例，介绍初次股骨近肿瘤切除假体置换手术的解剖要点、适应证及禁忌证、围术期管理、手术技巧、术后随访及并发症处理。

（二）技术原理

1.股骨近端

股骨近端包括股骨头、股骨颈和小转子远端5 cm的区域。股骨头和颈部与股骨头体之间有一个125°~130°的倾斜角。此外，在通过股骨头髁部的平面和股骨颈之间有一个15°的反转角。股骨与髋臼衔接的部分大约是球体的2/3。在正常的髋关节中，股骨头的中心与髋臼的中心完全吻合。股骨头窝位于股骨头顶部的内侧，连接着股骨头韧带。大转子位于股骨头和股骨颈的交界处，连接着内收肌。此外，在正常的髋关节中，大转子的顶部与股骨头的中心处于同一水平；小转子位于股骨颈下，沿股骨体的内后方表面。髂腰肌附着在这一点上。

2.髋关节和关节囊

股骨颈的囊内位置使得股骨近端肿瘤在生物学上有可能扩散到髋关节和邻近的滑膜、关节囊和韧带。韧带提供了一个经关节跳转移到髋臼的机制。幸运的是，关节内受累是罕见的，通常发生在病理性骨折之后。可以保留关节囊，通常可以进行股骨的关节内切除。在囊内或髋臼受累或两者都受累的情况下，应考虑进行髋关节外切除术。

大转子是臀中肌等髋关节外展肌群的止点，术中有条件应进行保留并修复于假体表面；如不能保留大转子则需将肌肉止点残端做标记并修复于假体表面。研究表明，股骨近端肿瘤切除假体重建时保留股骨大转子且将其修复于假体表面与单纯将臀中肌肌腱修复于假体表面患者相比术后功能相仿，但假体脱位风险显著降低。

与手术标本一起被切除的小转子是腰肌的连接部位。肌腱残端应做标记并保留，以便重新连接到假体上。内收肌和腰大肌分别与假体的外侧和内侧联合附着，可保持假体的平衡运动范围。

3.血管神经束

股动脉在大腿内几乎垂直向股骨内收肌管下降，在内收肌处进入亨特管的开口，成为腘窝动脉。股深动脉在腹股沟韧带下方4 cm处分支至股动脉内侧。偶尔，股深动脉被结扎并与股骨近端大型肿瘤一起被整体切除。对于下肢血管通畅的青少年患者来说，结扎股深动脉不会导致血管受损。然而，强烈建议成人在术前进行血管造影，因为在股浅动脉闭塞的情况下结扎股深动脉可能导致肢体缺血，随后需要截肢。

（三）适应证

1.适应证

（1）原发侵袭性或者恶性骨肿瘤，或者软组织肉瘤侵犯股骨近端骨骼，手术需要进行整块切除者。

（2）股骨近端骨缺损重建术后因并发症或者功能不佳需进行翻修手术。

（3）转移性肿瘤导致股骨近端骨质破坏，有骨折风险或者存在病理性骨折。

（4）转移性肿瘤姑息性治疗后肿瘤复发，有骨折风险或者存在病理性骨折。

2.禁忌证

（1）原发骨或者软组织恶性肿瘤保肢手术无法获得满意外科边界的患者。

（2）肿瘤包绕重要血管神经，无法进行保留或重建。

（3）预期生存期较短的终末期恶性肿瘤患者。

（4）重要脏器功能障碍无法耐受手术的患者。

（5）有活动性出血或者出血风险患者。

（6）术区或者全身活动性感染患者。

（7）全身治疗后骨髓抑制期，或者正在使用抗血管生成靶向药物的患者。

（四）操作流程

术前评估与计划

↓

瘤段切除

↓

假体重建

↓

软组织修复

↓

术后管理与随访

股骨近端肿瘤假体重建流程图

1.术前准备

（1）术前问诊、查体及沟通

术前应充分了解患者的病史及诊疗经过。复发或者有手术史患者要结合影像评估肿瘤是否侵犯关节腔。

查体应评估患侧下肢血供情况及检查是否已伴发病理性骨折。术前充分与患者沟通病理性骨折的风险及预防措施，避免术前出现病理性骨折形成血肿增加手术区域的肿瘤污染。

骨骺未闭合患者应关注患者年龄、身高及父母身高情况，预测患者肢体生长潜能及出现双下肢不等长的风险，必要时采用可延长假体等措施进行干预。

术前充分沟通患者可选择的重建方案以及假体置换手术相关并发症。术前应告知围术期及术后注意事项，让患者对术后的状态有较准确的预期。

（2）实验室检查

患者术前应完成基本的实验室检查包括血常规、肝肾功能、电解质、血糖、凝血功能等检查。术前检查的完善有利于评估患者的基本身体状态用于评估患者是否存在手术禁忌以及指导围术期治疗方案。转移性肿瘤患者可根据具体肿瘤类型进行肿瘤标志物检查用于评估综合治疗效果及预后评估。

（3）影像学检查

骨肿瘤患者一定要完善局部的X线、平扫+增强的CT及MRI检查。局部检查范围应包括股骨全长及髋关节以评估髋关节的侵犯情况和股骨髓内有无跳跃灶。肿瘤的CT增强扫描有助于判断肿瘤内的血供情况以及肿瘤与周围重要血管的关系，用于评估手术切除难度及评估保肢手术的可行性。MRI可以清楚显示肿瘤软组织边界的范围及评估髓内是否有跳跃病灶的存在，对于手术边界的评估有重要意义。另有研究表明CT及MRI图像融合评估肿瘤较单个影像评估更加准确可靠。

恶性肿瘤重要脏器及全身骨骼的检查对确定原发病灶及肿瘤分期有重要意义。怀疑恶性肿瘤患者一定要对胸腹腔重要脏器进行彩超或者CT排查，了解有无原发病灶或者多发内脏转移灶。全身骨显像可评估全身骨骼的代谢变化情况，用于评估是否存在多发的骨转移病灶。患者可直接选择PET/CT进行全身脏器评估，但由于价格昂贵，一般不作为首选。

（4）手术计划

手术的计划应该在MDT团队讨论后进行。MDT团队讨论的目的是评估围术期风险、新辅助治疗效果以及制定术后的治疗方案。尤其对于骨转移瘤，MDT团队中相关内科专家对患者总体预后及术后治疗反应的评估对手术是否开展起到至关重要的作用。

手术的计划依赖于充分的术前评估，尤其肿瘤局部边界及其他周围血管神经关系的评估。局部的CT及MRI可协同用于评估肿瘤的骨及软组织边界的评估。肿瘤评估及需要提前进行手术计划的内容包括以下几个方面：

a.患者是否具备保肢指征。

b.肿瘤是否包绕重要血管神经，切除后是否需要进行血管神经重建。

c.肿瘤是否侵犯髋关节腔，肿瘤切除时经髋关节或者需要跨髋关节进行切除。经髋关节切除患者术后可保留正常的髋臼，一般可选择双动头股骨近端假体进行重建；而如果需要进行跨髋关节的关节外切除则切除范围包括股骨近端及骨盆Ⅱ区，可进行旷置处理或者进行骨盆Ⅱ区联合股骨近端假体重建。

d.肿瘤髓内段范围，用于确定股骨截骨平面，截骨的平面一般在肿瘤边界外2~3 cm正常组织内。如果肿瘤侵犯整个股骨或者股骨远端存在跳跃病灶，则根据情况将全股骨切除进行全股骨假体置换。

e.评估截骨后截骨端骨皮质的厚度、残留髓腔直径、弧度、长度等用于选择假体髓内柄的长度、形状及类型（直柄/弯柄，水泥/非水泥型等）以及是否需要异体骨移植或者辅助侧翼钢板进行固定。

f.结合患者性别、年龄、身高及其父母身高评估其生长潜能，预期术后患者双下肢不等长的发生情况。手术计划重建方式时尽量避免对股骨远端骨骺造成医源性损伤及必要时采用可延长假体进行重建。

2.手术过程

（1）手术准备

手术在百级层流手术室内进行。一般选择全身麻醉。患者术前应清洗术区及会阴区备皮。术前预防性使用抗生素。根据手术入路患者取平卧或侧卧位。消毒范围应包括自脐部以远包含膝关节。手术分为肿瘤切除及假体重建两个关键步骤。

（2）关节内股骨近端肿瘤切除

后入路（posterior approach，PA）

a.暴露：患者取侧卧位。患髋在上，腋下垫腋垫，双手分别置于调节好位置的搁手板上。健侧下肢呈半屈髋屈膝位，患肢伸直，骨盆垂直于床面，在确保稳定的同时最大程度允许手术操作的进行。从股骨干外侧中心、大转子远端约 5 cm 处开始做 10~15 cm 弧形切口，切口的一部分位于大转子后上方，弧形弯向髂前上棘后沿股骨干向下，可根据需要向下延长切口。向下切开皮肤和皮下脂肪直至阔筋膜和髂胫束，在近端纵向切开，在肿瘤外正常组织内沿臀大肌纤维进行分离。内旋股骨，暴露位于臀小肌后缘的梨状肌肌腱，可留置缝线便于术后缝合。根据肿瘤情况切断梨状肌，向后牵拉肌腱以保护坐骨神经。肿瘤外切除受累关节囊、骨膜，距肿瘤外 2 cm 切断受累肌肉。内收并内旋患肢，使髋关节脱位。如果脱位困难，额外松解外旋肌可能有帮助，部分或全部松解臀大肌止点以及切开下关节囊和松解股直肌也有助于股骨头脱位。

b. 截骨：按照术前 MR 测量截骨位置，一般距离肿瘤水肿带 2~3 cm，用电动摆锯或线锯进行截骨。切断小凹韧带，完整切除股骨近端。

直接外侧入路（direct lateral approach，DLA）

a. 暴露：患者可取侧卧位，操作与 PA 相似。患者也可取仰卧位，臀部垫高。切口以大转子为中心，由远及近、由前向后略为倾斜纵向切开皮肤。分离皮下组织，并沿阔筋膜张肌与臀大肌的间隙切开阔筋膜。确定臀中肌前后缘，在其前中 1/3 交界处行钝性剥离，在大转子上方 5 cm 处分开臀中肌以避免损伤神经。以拉钩拉开臀中肌与股外侧肌的肌腱，外旋髋关节，沿肌纤维方向劈开臀小肌，暴露关节囊。如肿瘤侵犯周围软组织则予以切断肌肉充分显露并于正常组织外切除肿瘤。正常组织内切开关节囊，切断小凹韧带，屈曲、外旋髋关节，使股骨头从前方脱位。

b. 截骨：DLA 入路截骨与 PA 入路相似。

直接前入路（direct anterior approach，DAA）

DAA 属于肌保留入路中改良 Smith-Petersen 入路的一种。

a. 暴露：患者取仰卧位，将充气垫或其他软垫放在双侧臀部，使骨盆前倾并轻度伸展下肢。以髂前上棘为标志，在其远端外侧 3 cm 处纵向切开皮肤，向患者远侧腓骨头方向延伸切口，使其与阔筋膜张肌的方向保持一致，切开皮肤和皮下脂肪至筋膜，用拉钩拉开。在辨认阔筋膜张肌和缝匠肌以及二者的间隔后，切开筋膜。从阔筋膜张肌内侧缘行钝性分离。通常可见阔筋膜张肌和缝匠肌之间的脂肪条纹，作为间隔辨识的标志。沿该脂肪条纹以手指进行钝性分离，即可暴露股骨颈。以Hohman拉钩将阔筋膜张肌和臀中肌向外侧牵开，向内侧拉开缝匠肌和股直肌，暴露深部肌间隔。电凝越过间隔的旋股外侧动脉升支。切开关节囊，暴露股骨头。根据需要可切断股中间肌、股外侧肌、股内侧肌、内收肌、臀肌等在股骨近端附着点。正常组织内分离肿瘤，充分显露股骨近端肿瘤及周围软组织肿块。

b.截骨：按照术前MR测量截骨位置，一般距离肿瘤水肿带2~3 cm，用电动摆锯或线锯进行截骨。切断小凹韧带，完整切除股骨近端。

（3）关节外股骨近端肿瘤切除

a.暴露：患者取侧卧位，使用Smith-Petersen切口。切口始于髂嵴中部，向前至髂前上棘，然后转向髌骨外缘方向，根据需要向远端延伸，必要时在髂前上棘向耻骨联合方向做辅助切口用以显露耻骨上支。切开皮肤后，外旋下肢紧张缝匠肌，沿髂前上棘内下方5~7 cm处分辨缝匠肌及阔筋膜张肌的肌间隙，注意勿损伤股外侧皮神经，在辨认阔筋膜张肌和缝匠肌以及二者的间隔后，切开筋膜。从阔筋膜张肌内侧缘行钝性分离。沿髂嵴外侧剥离阔筋膜张肌起点，利于显露，注意结扎穿行于缝匠肌及阔筋膜张肌间的旋股外侧动脉升支，避免出血。牵开缝匠肌和阔筋膜张肌后即可显露深面的股直肌和臀中肌。切断股直肌髂骨起点，向远侧翻转股直肌，向外侧牵开臀中肌，必要时可在髂骨上剥离臀中肌及臀大肌，显露髋关节囊。根据需要切断髂腰肌、股中间肌、股外侧肌、股内侧肌、内收肌等在骨盆及股骨近端附着点。分离并牵开股血管、股神经。正常组织内分离肿瘤，充分显露髋臼、股骨近端肿瘤及周围软组织肿块。

b.截骨：按照术前 MR 测量截骨位置，一般距离肿瘤水肿带 2~3 cm，用电动摆锯或者线锯截断股骨。小心辨认并结扎闭孔血管，使用线锯在耻骨上支、坐骨大切迹、坐骨支处截骨，完整截去髋臼。去除瘤骨，大量生理盐水冲洗创腔并止血。

c.重建：髋臼切除面临骨盆 Ⅱ 区结构缺损，可选择进行旷置或者订制骨盆假体重建，具体重建依据假体的设计个体化进行。

（4）股骨近端假体置换

测量股骨头大小。大量生理盐水冲洗创腔并止血。

屈曲、内收和外旋髋关节，向上翘起股骨截骨端，使股骨远端髓腔处充分显露，开槽扩髓至合适大小，安装试模，复位髋关节，检查下肢长度以及髋关节的活动度和稳定性。选择颈长合适的股骨双动头假体及假体柄并安装，选择合适假体柄前倾角，一般约15°。复位髋关节，再次检查下肢长度以及髋关节的活动度和稳定性。

（5）软组织修复重建

由于假体表明为金属材质，其与软组织愈合能力较差。假体周围包绕疝补片或者LARS韧带后更方便大转子及肌腱止点修复于假体表面。关节囊应使用肌腱线修复以包绕人工假体的双动头。再次仔细止血，逐层闭合创面，注意消灭残腔。

3.术后管理

（1）术后全身管理

术后管理应加强对症支持治疗，24 h内继续预防性使用抗生素。术后镇痛遵循三阶梯管理方法，根据具体疼痛情况选择适当的止痛方案。术后2 d抽血查看是否有贫血、低白蛋白及电解质紊乱情况，根据情况补充血制品、电解质及充分补液，使患者平稳度过围术期。肿瘤患者往往存在高凝状态，一般建议术后48 h开始给予预防量低分子肝素至恢复下地活动。

（2）术后体位及功能锻炼

术后患肢多保持外展中立位，翻身时注意保护髋关节，必要时可穿戴丁字鞋及翻身护理枕，麻醉清醒后即开始鼓励患者行踝泵运动。虽然目前没有统一意见，但多建议鼓励患者尽早在双拐助行器保护下下地负重活动，尤其患者软组织损伤较小的时候。骨水泥固定的假体术后即可完全负重，非水泥固定的假体在术后1~4周内应逐步完全负重。术后2周内应避免过度髋关节运动，以防肌肉撕脱出血。术后3月内避免髋关节过度屈曲、旋转。

4.术后随访和并发症处理

术后随访的主要内容包括肿瘤学评估、肢体功能评估以及假体相关并发症评估。建议术后2年内每3个月进行评估，术后第2~5年每半年进行评估，后续每年进行评估。

肿瘤学的评估包括特异性肿瘤标志物、局部X线、CT及MRI和/或彩超检查、关键内脏的影像评估，主要的评估目的是判断是否存在肿瘤的局部复发或者新发内脏转移。

肢体功能评价主要通过常用的评分系统如MSTS评分、TESS评分以及改良的Harris髋关节评分等进行评估，评估时机结合肿瘤学评估进行。股骨近端假体重建后短期功能一般较好且趋于稳定，一旦出现评分下降往往提示假体相关并发症的发生。

（五）局限性和副作用

股骨近端肿瘤型双动头组配式假体术后总体并发症率为21%~45%，其中最常见的并发症为感染（16.7%），其次是无菌性松动（11.7%）；原发恶性肿瘤的术后复发率为6.8%。研究表明假体脱位的发生率约为13%且切开复位对于预防再次脱位效果优于闭合复位支局固定。

假体相关并发症按类型大致分为五类：第一类为软组织相关并发症，主要指关节不稳或者脱位、肌腱断裂或切口并发症；第二类为假体无菌性松动，主要指临床症状和影像互相印证的假体松动；第三类为假体相关结构性失败，主要指假体周围骨折或者假体本身的断裂等；第四类是假体周围感染，主要指需要假体取出的单纯抗菌药物无法控制的感染；第五类是肿瘤相关并发症，主要指局部复发包绕假体导致假体重建失败。

假体相关并发症的处理需要参考具体的并发症类

型，多数并发症需要手术干预或者进行翻修手术。翻修手术时机及具体手术方式的选择需要专业医师确定且在具备肿瘤假体翻修手术条件的医疗机构进行。

三、肱骨近端肿瘤切除肿瘤型假体重建

肱骨近端是原发性肿瘤和转移性疾病的好发部位，发生率仅次于股骨远端和胫骨近端。对肱骨近端侵袭性和恶性骨肿瘤临床常采用经肩关节的肱骨近端瘤段切除，即 Malawer Ⅰ型肿瘤切除术。切除后重建方法很多，包括异体半关节移植、人工肿瘤假体、人工关节异体骨复合移植、自体腓骨移植、锁骨旋转移位重建等。切除肿瘤时常需切除或部分切除肩袖腱性组织，即便在肿瘤侵袭性较弱或肿瘤局限于骨内者，虽然肩袖腱性结构保留较多，但重建时将肩袖附着于假体上仍不能提供足够肩袖功能，因此患者肩关节活动（外展、前屈）均严重障碍。既往研究比较肱骨近端肿瘤切除后用异体骨、人工关节、自体锁骨移位重建肱骨近端，发现无论采用何种重建，手均无法达到肩部以上。

肩关节不典型的头臼结构（肩盂较浅，包容度差）提供极大活动范围，稳定性依赖于肩袖结构完整性。肩关节外展时，肩袖将肱骨头控制在肩盂范围内，由三角

肌提供上肢外展主要动力，三角肌与肩袖结构协同作用保证肩关节正常功能。肩袖功能不足，肱骨头无法稳定于肩盂内，三角肌提供的外展力量亦无法使上肢外展，反而引起肱骨头上移而撞击肩峰，影响肩关节功能。因此，肱骨近端肿瘤切除后如何将残余肩袖结构附着于假体是目前重建的难点。在假体周围包裹不可吸收材料补片，以利于肩袖结构的缝合及软组织嵌入，可在一定程度上改善术后肩关节功能及活动度，但其活动仍受到很大限制。

肱骨近端肿瘤真正需要行截肢术的比例已很少，近95%的高级别或低级别肉瘤患者仍可进行保肢手术，但肱骨近端肿瘤的保肢切除手术复杂且具有挑战性。人工假体重建是肱骨近端大段骨缺损最常用的重建方法，这种重建方法包括局部肌肉转移以稳定肩关节、覆盖假体并确保肘、腕及手的功能。当前，最为常用的肱骨近端肿瘤切除后重建方式包括肿瘤型肱骨近端假体重建、同种异体骨-人工假体复合物重建和反肩关节置换等。

（一）历史沿革

手术或手术联合辅助治疗是根除肱骨近端肿瘤的主要治疗方案。在过去的几十年里，肱骨近端肿瘤切除术后的重建策略一直在不断探索前进，截肢逐步失去了作为首选治疗方法的地位，取而代之的是现代肢体保留手术，力图保留解剖结构和尽可能多地保留上肢功能。肿瘤外科广泛切除后肱骨近端保肢的主要手术方式可归纳为生物重建（同种异体和自体移植）、假体重建（解剖型肱骨假体、全反向肩关节假体）和移植-假体复合重建等。

同种异体移植物和自体移植物技术是最早为肱骨近端重建提供曙光的技术，但直到 20 世纪 70 年代随着冷却技术的发展和对血管化所起的关键作用的理解，才确立了其作为骨科手术中可靠的重建选择。Taylor 等人于1975 年首次描述游离血管化腓骨移植物（FVFG），使其成为各种重建的可靠选择，1999 年 Wada 等人使用游离血管化腓骨移植物替代近端肱骨，实施悬吊手术以保持被动肩肱的活动性。Gilbert 和 Teot 于 1981 年首次描述肩胛骨柱移植，此后该技术被广泛应用于肱骨丢失的治疗，并由 Le Reun 等人在 2019 年详细总结，包括使用肩胛骨的侧缘可作为自体血管化骨移植物来弥合肱骨切除术引起的缺陷。Sulamaa 等于 1963 年首次描述用锁骨代肱骨技术（CPH）治疗短肢畸形的患者，该技术在 20 世纪90年代初由 Sulamaa 和 Winkelmann 引进用于癌症患者。

与生物重建相比，假体重建的并发症更少，植入物总存活率更高，而且可更为快速地恢复关节稳定性和上肢运动。现代的肱骨假体植根于 Charles Sumner Neer Ⅱ在20世纪50~70年代之间带来的外科和技术进步。Neer认为，肩关节半关节成形术旨在缓解局部疼痛、保留该部位的正常解剖结构，同时为受累上肢提供足够的功能。遵循这条策略，市面上逐渐涌现出各种肱骨假体，从模块化到定制、包括骨水泥或非骨水泥固定等。2005年 De Wilde 等人详细描述了反肩关节假体用于肿瘤切除术后肱骨近端重建，指出接受反向肩关节置换术治疗的肱骨近端和肩袖切除术患者依靠三角肌产生活跃的肩部功能，因此必须关注和优化三角肌力矩臂和肌肉伸长，以获得更好的临床效果。

肱骨重建也可以进行匹配的同种异体移植-假体复合重建（APC），这种方法于1991年由 Gitelis 首次描述，以克服单独同种异体移植物遭受骨折和植入失败的巨大风险，相关证据是根据 Malawer 分类进行 1A 或 1B 关节内切除术的病例系列研究。与同种异体移植或假体重建相比，手术时间更长、更复杂，不过有机会减少单独使用其他两种技术之一时出现的经典并发症。

现代外科手术为肿瘤切除后的肱骨近端重建提供了多种解决方案，每种解决方案都有其优点和缺点。外科医生应考虑患者的个体情况和需求选择更适合个人的技术。选择最合适的手术治疗方法，不仅要准确地了解手术切除范围，还要了解患者全身和局部的临床情况、预期寿命和功能要求。

（二）肿瘤型人工肱骨近端假体

1.技术原理

人工肱骨假体在肱骨近端骨肿瘤的保肢治疗中具有重要，它不仅减轻了患者的疼痛，还增加了关节活动度，可明显提高患者的生活质量。Malawer Ⅰ型切除术后肱骨近端假体重建的美国骨肿瘤学会评分系统（MSTS）上肢功能评分可达到60%~80%。多数文献报道认可人工肱骨近端假体在治疗肱骨近端恶性肿瘤方面不仅能保留患肢完整外观形态，还可以较大程度地保留上肢功能，因此得以广泛应用。

人工肱骨假体具有便捷实用的优点，并能根据不同截骨长度进行合适的选择，术后可提供肩关节的即刻稳定性和良好的关节功能，手术步骤相对简单、适用性强。单纯使用肿瘤型人工肱骨假体进行重建的术后短期效果较好，但由于肩部功能依赖于肩袖和大结节的完整性，而大结节经常因肿瘤受累而受损，因此远期仍存在肩关节功能受限等缺点，以及假体相关机械性并发症和关节脱位等并发症，年轻患者可能会面临关节盂磨损等问题。因此，为改善肩关节稳定性和功能，已有较多文献报道可利用补片或软组织协助等方法改良肿瘤型人工肱骨近端假体重建术。

2.适应证与禁忌证

（1）适应证

a.良性侵袭性肱骨近端肿瘤（如骨巨细胞瘤），刮除术后无法重建肱骨近端，需行肱骨近端切除者。

b.低度或高度恶性肱骨原发性肿瘤，如纤维肉瘤、软骨肉瘤、骨肉瘤等。

c.部分肱骨近端孤立转移癌。

（2）禁忌证

a.绝对禁忌证包括肿瘤累及血管神经束或广泛地侵犯到邻近的胸壁。

b.相对禁忌证包括肿瘤侵犯胸壁、因不恰当的活检或病理骨折后形成的血肿污染手术部位、感染史或淋巴结累及。

3.操作流程

（1）体位：全身麻醉后，患者取仰卧位或沙滩椅位，术侧肩部垫高使躯干与手术台呈20°~30°。

（2）切口：采用肩关节前外侧延长切口，原活检切口瘢痕包括在本次手术切口范围内。切口起自肩锁关节前上方，沿锁骨外1/3前缘向内侧走行，随后沿三角肌-胸大肌间沟和肱二头肌外侧缘至上臂计划水平。

（3）切除：循设计切口依次切开皮肤、皮下筋膜，活检通道连同一并梭形切除。于肿瘤包膜外切断软组织和肌肉止点，逐步游离肱骨近端及肿瘤组织。截骨的范围以术前MRI为指导，一般距肿瘤远端2~3 cm处线锯切断肱骨。在距肩袖大、小结节止点1~1.5 cm处切断肩袖肌腱，以缝线标记冈上肌、冈下肌、小圆肌及肩胛下肌断端。取出肿瘤骨段，创口严密止血。用生理盐水冲洗并清除创口内组织碎屑，准备再植重建。

（4）重建：肱骨干残端逐步扩髓，脉冲冲洗髓腔，用试模调整肿瘤型肱骨假体的长度。测试长度合适后，用骨水泥将术前定制或组配的肿瘤型人工肱骨近端假体固定于残留的肱骨干内，调整肱骨头后倾30°左右。肩关节维持于旋转中立位，然后行软组织重建。三角肌保留者将三角肌止点缝合于假体侧孔，将肩袖止点（特别是冈上肌腱）缝合重建在假体肱骨头相应的侧孔上。切除三角肌及冈上肌腱者，争取坚强缝合周围肌肉和韧带组织，包裹异体关节，获得关节的稳定。创口内置引流管后逐层缝合。

（5）重建辅助：根据据术中情况，可考虑用补片或锚钉加强软组织重建修补。在软组织重建前，取合适大小补片包裹人工肱骨头假体，将冈上肌腱，冈下肌腱，小圆肌腱和肩胛下肌腱等肩袖组织缝合在补片上；并将胸大肌、肱二头肌、肱二头肌、肱三头肌等周围肌肉缝合在补片上。如需修复关节囊，可在此基础上，在关节盂不同方向（上、下、前、后）固定4个锚钉，以提高术后假体肱骨头和肩关节盂的相对稳定性。

（6）注意事项：

a.采取保肢手术成功的前提是对肿瘤的部位及其自然病程的透彻了解，以及熟练的骨骼肌重建技术。

b.肱骨近端肿瘤初始活检应经三角肌前部进行，不应经三角肌–胸肌间隙进行，因为经此活检会污染三角肌-胸肌筋膜、肩胛下肌和胸大肌，从而影响保肢手术的安全切除。

c.术前经骨扫描和MRI确定截骨长度，避免截骨时出现阳性切面，应在影像学异常区远侧2~3 cm处截骨。切下标本立即剖检，以确定手术切除是否已彻底，如有疑问须取组织作快速切片检查，确保肿瘤彻底切除。

d.移植的肿瘤型假体需用骨水泥与受体骨连结处严密接触，并达到坚强固定。

（7）术后处理

a.切口引流至引流量小于50 ml/d酌情拔管。术后定期换药，术后2周拆线，伤口愈合良好者，可继续行化疗。

b.根据肿瘤病理结果，对化疗敏感病理类型者，应行化疗。软骨肉瘤等化疗不敏感者，不行放、化疗。

（8）康复锻炼

术后肩关节外展屈曲位支具固定6~12周。康复锻炼应从术后第2 d即开始，分为3个阶段。

a.第1阶段（0~6周），局部热疗和自我辅助性被动关节活动度训练。主动辅助肘、前臂、手腕和手部运动训练。除了训练，其他时间应佩戴支具保护。

b.第2阶段（7~12周），逐步增加主动性关节活动训练。可逐步停止使用支具，开始轻微的日常生活活动，同时继续自我辅助被动肩关节活动训练以保持和改善肩部活动。

c.第3阶段（12周以后），进一步的肌肉拉伸和抗阻力力量练习，继续优化肩部运动。可借用轻量型弹性阻力带进行等张力量的运动训练。最终目标是在3个月后患者可较为舒适地进行功能性的动作。如三角肌和肩袖肌群切除的患者，术后锻炼以恢复旋转功能为主，以获得更好的肘及手部的活动。

（9）并发症及处理

a.感染：通过严密术前规划，预防感染非常重要，包括掌握适应证、注意软组织包盖、确保假体无菌、术后创口负压引流及规范使用抗生素等。一旦发生感染，后果将是灾难性的，需行反复清创、旷置甚至截肢可能。可试行取出假体后加用抗生素骨水泥棒暂时保持肢体长度，待感染控制后再次行假体翻修移植。

b.假体周围骨折：人工关节置换术后6个月内骨吸收较新骨形成占优势，骨强度下降50%左右，新骨与肿瘤假体界面强度至第2年才渐恢复正常水平。人工关节假体周围骨折大多发生在外力作用较大时，因此在此期间需小心保护，避免外伤。如假体周围骨折，可再行植骨内固定治疗或假体翻修术。

c.应力屏蔽：近20%的患者在术后2~3年可出现应力屏蔽现象，相关危险因素包括较短的髓内针、较长的髓外假体等。应力屏蔽可致假体松动，对假体长期稳定性存在影响，必要时需翻修手术。

4.局限性和副作用

由于肿瘤型肱骨近端假体重建术的肩部功能依赖于肩袖和大结节的完整性，而患者的部分肩袖肌群、三角肌、大结节经常因肿瘤受累而受损，或连同肿瘤被一起切除，因此远期仍存在肩关节功能受限等缺点，因此远期功能评分有限。采用补片加强肩袖重建的方法虽然可一定程度改善肩关节稳定性和功能，但肩关节功能重建仍是一项挑战。万荣等介绍定制型肱骨近端假体结合人工补片重建后肩关节的外展功能为20°~70°，汤小东等报道采用补片后肩关节外展功能可改善至68°±13°。

（三）肱骨近端肿瘤切除并同种异体骨-人工假体复合物重建

1.技术原理

由于单纯肱骨近端肿瘤假体置换术存在一定局限

性，同种异体骨–人工假体复合物重建（allograft pros-thetic composite，APC）也被广泛用于肱骨近端肿瘤切除后肩关节重建。APC最初是在髋关节和膝关节手术中设计的，用于解决同种异体骨软骨移植重建中骨吸收、骨折和软骨退变的问题。使用APC重建肱骨近端提供了同种异体骨和假体重建技术的混合，综合了全生物骨软骨异体移植物和假体重建方案的一些优点和缺点。该方法将切除的瘤段用套接一段异体骨的普通长柄肱骨近端假体重建，这样可以让软组织重新附着在移植的同种异体骨组织上。肩袖、三角肌和关节囊等组织可以缝合在同种异体的肱骨表面软组织上，用来维持肩关节的稳定及改善肩关节主动活动范围。金属假体部分可减少同种异体骨关节移植的远期并发症。

2.适应证与禁忌证

（1）适应证

同肿瘤型人工肱骨近端假体的适应证。

（2）禁忌证

进行有功能的关节成形术的前提是关节内切除并保留外展肌。如果腋神经及三角肌均不能保留做关节成形术则是没有意义的。在这样的情况下，其他的重建方法如采用简单的肿瘤型肱骨近端假体则更恰当和简便。

3.操作流程

（1）术前准备

术前特殊材料准备，最主要的是深低温的异体骨及长柄的肱骨近端假体。术者应在术前联系组织库，以确保深低温异体肱骨的提供。

主刀术前应充分评估异体骨所需尺寸。对于APC手术，异体骨需足够长以替换切除瘤段骨的长度，同时要适当大小以容纳长柄的肱骨近端半关节假体。异体肱骨上应留有软组织袖套以供缝合。术前还要测量肩胛盂，确保有合适匹配的金属半肩假体。因为需要套接一段异体骨，因此需要准备具有足够柄长度的假体。

（2）肿瘤切除

同上行Malawer Ⅰ型肿瘤切除。

（3）异体骨准备

解冻后测量异体骨并检查软组织袖套，用摆锯在适当的位置截断使其能替代截除的瘤段骨。同样用摆锯在解剖颈（自大结节到小结节）截断异体肱骨的关节部分。术者在手术台边上修整异体肱骨，使其与术前选择的金属假体匹配。

肱骨上端用高速大扭矩的磨钻开窗，用适当的圆柱形扩髓器扩髓，进而用适当尺寸的骨锉开大髓腔使其与人工假体匹配。根据肱骨截除的长度，选择合适长度的假体使其柄插入肱骨残端髓腔内至少7 cm。假体柄的直径根据异体骨及肱骨残端髓腔大小而决定。

长柄的肱骨假体插入异体骨内，尾端部分露出以准备与患者肱骨残端髓腔相连。目前肩关节假体有不同的肱骨头尺寸，并有不同的偏心距选择，以供调整解剖形态上的匹配和假体安装的稳定性。术中用不同的试模确定肱骨头的大小、高度及在肩胛盂内的位置，同时也有利于判断缝合在假体上的肩袖的长度及软组织的张力。条件允许的话选用稍大一点的肱骨头。

（4）假体重建

试模准备：肱骨干残端使用圆柱形扩髓器扩髓，以满足异体骨-人工假体复合物的插入。异体骨-人工假体复合物插入患者肱骨残端并复位肩关节，选择合适的肱骨头后倾。以肘部髁间连线为参考，肱骨头的后倾常规调整为30°。另一个判定旋转正常的方法为肱骨头假体直接指向肩胛盂时前臂处于中立位。确定后倾位置后在异体骨与患者残端骨连接部作标记。

安装重建：将异体肱骨洗干净晾干，同时调和骨水泥。先将骨水泥注入异体肱骨内，再插入人工假体，使假体柄露于异体骨外。注意将假体柄上骨水泥清理干净，以免影响其插入患者的肱骨残端。然后在患者肱骨残端注入骨水泥，将异体骨–人工假体复合物插入肱骨髓腔内。假体适当旋转达到肱骨头30°的后倾是很关键的。如果异体骨和患者的肱骨残端连接处没有很好的抗旋转稳定性，可根据情况采用侧方动态加压钢板或锁定板进行固定。

（5）软组织重建

异体骨–人工假体复合物置入后复位肩关节，沿关节囊一周进行软组织修复。用不可吸收缝线（2号或5号肩袖缝线）用于修复。残留的关节囊及肩袖肌腱应与异体骨上相应的结构缝合修复，同样的三角肌与异体骨的三角肌止点缝合，胸大肌也应尽量修复于其止点处。

修复时保持适当的张力很重要。将肩和手放于敬礼的姿势进行韧带缝合有助于获得适当的张力。

（6）术后处理同前

（7）术后康复

术后早期患者佩戴支具保持肩关节外展位。由于韧带修复愈合大约要4周时间，因此早期避免肩关节主动运动。起初可进行肩关节钟摆样活动，逐步过渡到适量的被动运动和被动辅助下的锻炼。术后约6周开始少量的主动运动，但2个月内因软组织修复不能进行抗阻力运动，之后可逐渐增加活动度练习和肌力训练，以最大限度恢复功能。

定期比较X线平片，评估异体骨与患者肱骨残端之间的愈合情况。通常愈合时间在术后3个月到1年。如果1年后出现骨不连则可考虑自体骨移植以促进愈合。

4.局限性与副作用

复合重建手术一定程度增加了手术的复杂性，其中同种异体骨移植存在植物骨溶解、骨不愈合、骨折、感染、应力遮挡和延迟愈合等并发症。同时在国内，带软组织附着的异体骨供应极为有限，也限制了APC的应用。El Beain等分析了21例肱骨近端肿瘤切除术后行APC重建的病例，总结得出术后5年翻修累积风险为10.1%、超12个月延迟愈合比率47.6%、大结节吸收比率42.8%、无菌性松动比率14.3%，该项研究的术后MSTS评分1年为86%左右、5年为78%左右，主动前屈术后1年平均可达101°（±SD 33°）、5年为92°（±SD

34°）。Teunis 等对相关文献进行系统性回顾后得出，APC 重建的术后 MSTS 评分范围为 57%~91%。而 Sirveaux 等回顾相关文献后归纳指出，APC 术后的主动前屈只有 50°左右，明显低于在类似适应证下采用反肩置换者。Abdeen 等通过分组分析，提出保留三角肌与否对 APC 重建术后关节活动功能具有显著影响，其中三角肌完好患者的平均主动外展和前屈明显大于部分切除和完全切除的患者（外展 72°vs.52°vs.19°；前屈 70°vs.59°vs.23°）。

（四）肿瘤型组配反肩关节假体

1.技术原理

反肩关节假体最初主要用于肩袖缺损的严重骨关节炎或类风湿性关节炎的治疗。其特殊生物力学结构能提供一种不同的肩关节活动机制，即不依赖于肩袖完整性，仅依靠三角肌力量即可使肩关节良好外展、前屈及上举，而这正适合于肩袖附着困难的肿瘤 Malawer Ⅰ型切除患者。近年来，国内外较多研究报道肱骨近端肿瘤切除后应用反肩关节重建取得良好疗效，是所有重建方法中肩关节功能最好的一种。

反肩关节的设计要点在于在肩盂侧置入肩盂球，通过肩盂球来限制、阻挡肱骨近端上移。另一方面反肩关节的设计可以使肩关节旋转中心内移、下降，从而增加了三角肌力臂，改善了三角肌效率，这一特殊生物力学正好符合肱骨近端肿瘤切除后重建要求。肿瘤型组配反肩关节假体由肩盂侧及肱骨侧组成。肩盂侧包括肩盂基座及肩盂球：用螺钉将带涂层的肩盂基座固定在肩胛盂上以获得远期的生物学稳定融合；在基座上安装肩盂球假体。肱骨侧包括聚乙烯内衬、间隔器、肱骨柄、截骨段和髓针。顶部安装聚乙烯反肩内衬，同时可使用间隔器来调整假体高度以获得满意的三角肌张力。

2.适应证与禁忌证

（1）适应证

a.肱骨近端侵袭性或恶性骨肿瘤，或软组织肉瘤累及肱骨近端，需整块切除者。

b.肿瘤型肱骨头置换术后假体失败，需翻修者。

（2）禁忌证

a.肱骨近端肿瘤累及三角肌，切除肿瘤需同时切除大部分三角肌。

b.肱骨近端肿瘤累及腋神经，需同时切除腋神经者。

c.肿瘤切除远端超越三角肌远端，为反肩置换相对禁忌证。如通过手术能良好重建三角肌止点，恢复三角肌张力，也可尝试反肩置换。

3.操作流程

（1）肿瘤切除

同上行 Malawer Ⅰ型肿瘤切除。

（2）假体重建

显露肩胛盂，切除关节盂周围关节囊滑膜组织，获得良好的骨性边缘。刮除关节软骨至软骨下骨，假体导向器贴合关节盂下缘，并稍向下倾。钻孔扩孔后盂锉打磨肩盂直至获得平整的肩胛盂骨面，安装基座并用螺丝钉固定，安装肩盂球试模。

根据切除肱骨长度，选择等长的肱骨假体。肱骨残端扩髓后，试装肱骨假体。选择适宜厚度衬垫试模，复位肩关节并检查三角肌张力和各个活动方向上的假体稳定性，并注意有无撞击征象。满意后拆除肱骨假体，骨水泥枪打入骨水泥后插入肱骨假体至远端肱骨髓腔，屈曲肘关节至90°，以前臂为参照，控制假体后倾10°~20°，待骨水泥硬化后安装衬垫和肩盂球后复位肩关节。

（3）软组织重建

使用不可吸收缝线分别将冈下肌及小圆肌和肩胛下

肌固定于假体的大、小结节，将肱二头肌长头腱残端固定于联合腱。假体周围捆绑不可吸收的人工补片，将背阔肌、胸大肌等软组织缝合固定。

（4）手术技巧与注意事项

a.将肩盂基座植入适度尾倾的角度，可以更好发挥肩盂球的作用。另外适度尾倾也利于把三角肌的张力转化为肩盂基座压应力。如果将肩盂基座植入头倾的位置，三角肌的力量很容易造成肩盂基座的剪切应力损害，导致整个肩盂基座松动移位。

b.反肩置换另一个关注点是如何用三角肌的张力来改善肩关节的稳定性。在反肩关节设计中，通过将肩关节的旋转中心内移下降增加了三角肌的力臂、改善了三角肌的效能。另一方面，三角肌也是维持反肩关节稳定的最主要力量。手术当中通过调整植入假体的长度，衬垫和间隔器的厚度来调整和维持三角肌的张力，增加三角肌的力量，从而来改善这一关节稳定性。

（5）术后处理同前

（6）术后康复

术后第1天开始手、腕、肘关节主动功能锻炼，待患者下床后使用肩关节外展支具或外展枕将肩关节固定于旋转中立位，外展10°。由于肿瘤型反肩置换相较于普通关节的反肩置换不稳和容易脱位，术后需外展支具固定6周。6周后去除外展枕开始主动肩关节前屈、外展功能锻炼。

（7）并发症及处理

脱位是反肩重建术后最常见的早期并发症之一。Trovarelli G等报道对22例肱骨近端肿瘤采用组配式肿瘤型反肩置换，随访时间最少2年。其中4例出现关节脱位，脱位率高达18%。脱位原因包括：①肱骨侧假体的后倾角度不够；②三角肌张力不够；③骨侧切除长度过长，超过10 cm容易出现关节脱位。解决方法包括：①增加肩盂球的尺寸；②增加内衬的厚度；③调整肱骨侧的后倾角度。

肩胛骨撞击是反肩假体置换术后所特有的一大常见且潜在进展的并发症，文献报道其发生率可高达59%。除了内收，主要是上臂外旋动作导致肱骨侧假体撞击肩胛骨后外侧，从而造成肩胛骨切迹。关节盂球的偏下、偏外和偏后放置可以减少肩胛骨撞击的发生。

4.局限性和副作用

虽然反肩关节置换是重建肩关节功能的有效手段之

一，但存在肩关节脱位、假体松动、假体失败后翻修困难等问题。同时，由于反肩置换的肩关节功能完全依赖于三角肌功能，对那些术中无法保留腋神经，或者需切除三角肌的肿瘤患者均无法行反肩置换手术。对那些需切除三角肌止点的肿瘤患者也需谨慎采用反肩置换，如果术中无法重建和恢复三角肌张力，反肩置换的脱位率会大大增大。因此反肩置换的适应证更为狭小和严格，只适用于那些肿瘤长度有限和软组织肿块较小的患者。

四、胫骨近端肿瘤切除肿瘤型胫骨近端假体重建

胫骨近端是骨原发和继发恶性肿瘤的常见发病部位之一。手术治疗的目标在于广泛整块切除病变的肿瘤组织。对于胫骨近端肿瘤切除后或其他病生理情况导致的胫骨近端骨缺损与骨质丢失，胫骨近端肿瘤型人工假体置换凭借其操作简便、即刻稳定性好、功能优越等特点，在多年发展中已成为目前主流重建方式。然而，肿瘤型胫骨近端假体并发症发生率和假体失败率仍相对较高，解剖部位的特殊性易导致假体软组织覆盖不良，造成深部感染；髌韧带止点的重建导致术后功能受限和并发症的发生等。亟须引起充分重视并对手术操作和全病

程管理进行规范化管理。另一方面，肿瘤型假体重建手术具有特殊的手术操作要点与技术难点，是影响手术成败和假体保有的关键因素。本专家共识以目前最常用的成人旋转铰链胫骨近端肿瘤型假体为例，介绍初次胫骨近端肿瘤手术切除，胫骨近端肿瘤型膝关节假体重建术的解剖要点、适应证与禁忌证、围术期管理、手术技巧、术后并发症及功能状态等内容。为胫骨近端肿瘤切除肿瘤型胫骨近端假体重建的规范化治疗提供帮助与参考。

（一）历史沿革

原发骨与软组织肿瘤及部分转移性骨转移瘤好发于膝关节周围。其中，胫骨近端是骨原发恶性肿瘤，如骨肉瘤等最常见的发病部位之一，手术治疗的目标在于广泛整块切除肿瘤组织。长期以来，胫骨近端恶性骨肿瘤外科治疗主要采用膝上截肢技术。自20世纪70年代以来，随着（新）辅助化疗的应用、影像学检查技术的推广、手术技巧的提高和人工假体的发展，胫骨近端恶性肿瘤的保肢治疗得以发展和改良，在青少年和成年人中已代替截肢手术，成为目前主流的手术方式。

对于胫骨近端肿瘤切除后骨缺损，重建方法形式多样。其中包括肿瘤型人工假体重建、异体骨–假体复合物重建、自体瘤骨灭活再植、异体骨关节移植、肢体短缩成形术等。其中胫骨近端肿瘤人工假体置换凭借其操作简便、即刻稳定性好、功能优越等特点已成为目前主流重建方式。

近30年来国内外文献陆续报道了多种膝关节肿瘤假体的临床应用情况。这些假体设计经历了定制与组配、固定铰链与旋转铰链、水泥固定与非水泥固定的尝试和变革，在过去数十年里为下肢恶性肿瘤的保肢治疗起到重要的作用。目前用于成人的胫骨近端假体一般为组配型、旋转铰链型的全膝关节假体，均采用髓内固定，固定方式包括骨水泥固定和非骨水泥固定/压配固定。旋转铰链的设计既能允许屈伸运动，又能允许一定程度的内、外旋运动，同时能保证膝关节内/外翻、屈/伸的稳定性。

胫骨近端肿瘤切除重建具有天然的保肢优势和劣势。优势在于胫骨近端后方的腘肌、胫后肌群能有效阻挡肿瘤侵犯腘血管和胫神经，从而使保肢治疗成为可能。劣势包括软组织覆盖不满意容易造成深部感染、需要重建髌韧带止点等。其中，较高的感染风险往往导致保肢失败。肿瘤型假体并发症发生率和假体失败率显著高于表面型关节假体，亟须相关专业人员对手术操作和全病程管理引起重视并统一思想。另一方面，接受肿瘤型膝关节假体置换的患者大多为青少年，按目前研究数据，肿瘤长期生存者一生中至少需要再次接受翻修手术。因此，术者应尽一切可能尽量延长初次置换的假体寿命，并且应有长远眼光，为之后翻修手术留下余地。另一方面，术者应根据患者具体情况，制定肿瘤切除和重建计划，并选择合适假体；安装假体时注意恢复正常力线和缺损长度；术后应细致指导患者的康复锻炼和并发症预防。对于儿童患者还更加审慎的选择手术方式和合适假体，并应适时干预双下肢不等长相关问题。

（二）技术原理

1.腘窝血管神经束

腘动脉在收肌腱裂孔处续于股动脉，起初位于半膜肌深面，贴腘窝底向外下斜形，至股骨两髁中间即垂直下行，至腘肌下缘出分为二终支：胫前动脉及胫后动脉（胫腓干动脉），后者再分出腓动脉。胫神经于股后区沿中线下行入腘窝，在腘窝内与腘血管伴行向下，在小腿后区比目鱼肌深面伴胫后血管下降。腘肌斜位于腘窝底，起自股骨外侧髁的外侧部分，止于胫骨的比目鱼肌线以上的骨面，在胫骨近端作为腘血管神经束与胫骨之间的天然屏障，能有效阻挡胫骨近端肿瘤向后侵犯腘血管主干。胫前血管在大多数胫骨近端恶性肿瘤的切除中都需要结扎切断，腓血管在肿瘤包块较大时很容易受累，然而胫后血管因为腘肌及胫后深肌群的保护通常都得以保留。对于年轻患者，小腿3根动脉主干通常只要保留1根即可满足下肢的正常血供。因此，对于初治的胫骨近端恶性肿瘤，保肢可能性是比较大的；但对于复发肿瘤、不当的活检、病理性骨折、放疗后病例，上述保肢优势则不再存在。

2.上胫腓关节和腓骨

上胫腓关节位于胫骨近端后外侧，胫骨近端恶性肿瘤有可能会延伸至上胫腓关节囊甚至包裹腓骨近端内侧皮质，此时则需要将上胫腓关节甚至腓骨近端一并切除。胫骨近端肿瘤有时可能会向骨间膜突出较大的肿瘤包块，包裹腓骨骨干半侧皮质，此时亦需要将腓骨连同胫骨一并切除，对于这种情况，应更加小心胫后血管的分离和保护，因为胫前血管和腓血管在肿瘤切除过程中往往需要牺牲。在没有受到肿瘤侵犯的情况下，腓骨近端尽量保留，一方面是减少腓总神经损伤的风险，另一方面是腓骨近端作为占位器，可为日后翻修手术提供更充裕的软组织包裹。然而，对于儿童患者，保留生长能力的腓骨头可能会继续向上生长，抵触股骨外髁，导致膝关节内翻，因而需要预防性切除腓骨头或作骺板阻滞。对于体型瘦小的患者，即使使用最小号假体可能依然难以获得无张力皮肤缝合，此时可通过切除近端腓骨来降低张力。

3.膝关节囊及伸膝装置

胫骨近端原发骨肿瘤很少直接侵犯至膝关节内。少数情况下肿瘤可通过交叉韧带播散，更多的情况是由于病理性骨折、不当的活检和关节内手术造成的污染。术前通过MRI检查可提示有无关节囊受累。胫骨近端肿瘤整块切除需要将伸膝装置从胫骨结节表面游离，并重新缝合于假体之上。一般情况下，于胫骨骨面以外1~2 cm切断髌韧带，在重建时直接缝合并不会导致明显的髌骨下移或过高的张力。但当肿瘤包块向胫骨前方突出，累及髌韧带止点时，能保留的髌韧带长度则较短，此时需要人造韧带与剩余髌韧带编织缝合来延长髌韧带，维持正常的张力和髌骨高度。

4.腓肠肌

腓肠肌分为内侧头及外侧头，前者起自股骨内上髁，后者起自股骨外上髁，两者与比目鱼肌一同汇合成跟腱止于跟骨结节。跖肌腱位于腓肠肌与比目鱼肌之间，是游离腓肠肌与比目鱼间隙的重要标志。腓肠肌血运由腓肠动脉供应。腓肠动脉分内侧和外侧两支，分别供应腓肠肌内侧和外侧头。两支腓肠动脉均在膝关节线以上由腘动脉发出。腓肠肌的运动由内外侧腓肠运动神经支配，后者均起自胫神经。腓肠肌的作用包括屈膝及跖屈。腓肠肌内侧头肌瓣比外侧头更长、更厚，旋转后可覆盖胫骨上 1/3，游离腓肠肌内侧肌瓣操作简单，且一般不影响下肢功能，因而是膝关节假体置换术后最常用的软组织修复方法。

（三）适应证与禁忌证

1.适应证

（1）位于胫骨近端原发侵袭性或恶性骨肿瘤，或软组织肉瘤累及胫骨近端，需要整块切除者。

（2）位于胫骨近端的骨转移癌，骨质破坏严重不适合内固定者。

（3）胫骨近端假体置换术后假体失败，需翻修者。

（4）原发于腓骨的巨大肿瘤累及胫骨近端者。

（5）大剂量放疗后胫骨近端骨折者。

（6）膝关节退行性变，无菌性炎症伴严重骨质丢失及韧带不稳者；表面膝关节假体置换术后急性假体周围骨折或骨折不愈合者、无法经内固定或单纯延长髓内柄治疗者；表面膝关节假体置换术后假体松动伴严重骨质丢失及韧带不稳者；治疗后的胫骨近端多部分骨折不愈合者。

2.禁忌证

（1）原发恶性骨肿瘤无法通过保肢手术获得满意手术边界者。

（2）终末期患者、伴有严重合并症无法耐受手术者。

（3）膝关节、拟术区细菌性感染或伴有全身感染者。

（4）化疗骨髓抑制期未恢复者，正在使用抗血管生成靶向药物者。

（5）经手术计划剩余正常的股骨髓腔过短，不足以进行有效的髓内固定者，为相对禁忌证。

（6）肿瘤广泛累及血管神经束为相对禁忌证。对于成人患者，若有计划的肿瘤及血管神经束切除仍可获得较好的手术边界，且腘动脉和胫动脉管径足够行搭桥手术者，可考虑行保肢手术联合大隐静脉搭桥术，坐骨神经切断虽会影响小腿功能，但通过穿戴足托仍可获得较好的功能状态。对于儿童患者，由于血管搭桥难度大且并发症多，需十分审慎评估保肢手术风险，并将膝上截肢手术列为备选方案之一。

（7）年龄较小的患儿由于骨骼过小，极大地限制假体的有效固定，假体置换后往往需要多次翻修手术和肢体延长手术，而膝上截肢术后功能状态并不亚于假体置换，因此小儿童为相对禁忌证。对这一特殊人群，还可选择半关节假体置换、可延长假体置换、膝上截肢等手术方式。

（四）操作流程

1.术前问诊、查体及沟通

术者应充分了解患者病史，尤其包括活检方式、有无长期制动、有无病理性骨折、有无同侧肢体其他手术史、肢体远端有无肿胀史、术前化疗效果等，并对患者进行详细体格检查，尤其要确定活检瘢痕位置、有无区域淋巴结肿大、手术部位有无感染征象、皮肤疾病、有无畸形或关节挛缩、关节活动度、有无下肢短缩、肢体的感觉、肌力及末梢血运情况、有无甲沟炎等。对于骨骼发育未成熟的患者还应关注其年龄、身高、父母身高以推测未来肢体短缩长度。另一方面，术者应与患者充分沟通，使其知晓假体置换术的目的、围术期康复要点、假体相关并发症预防及处理方法、术后肢体功能状态及日常生活的限制。

2.实验室检查

血常规、血生化、凝血功能分析、血沉及C反应蛋白化验应在术前完成。血常规用于判断术前化疗患者骨髓抑制是否恢复。血生化用于观察患者肝肾功能及一般营养状况。凝血功能分析用于观察有无凝血功能异常，D-二聚体阴性有利于除外下肢静脉血栓可能。血常规、血沉及C反应蛋白用于协助除外局部或全身感染情况。

3.影像学检查

主要包括局部检查和全身分期检查两个方面。局部检查包括带标尺的双下肢全长X光片和股骨及胫腓骨正侧位X光片、包含膝关节的胫腓骨全长的增强CT及MRI，若D-二聚体显著升高并伴有长期制动史者应行下肢静脉彩超检查。全身分期检查包括肺部CT、全身骨扫描或PET/CT。结合各项检查，应重点关注病变范围、胫骨髓腔内有无跳跃灶、剩余骨长度、形状及髓腔直径、血管神经束与肿瘤的关系、腓骨近端累及情况、关节腔有无受累、有无静脉瘤栓和/或血栓、骨骺是否闭合、胫骨平台大小等。MRI显示关节内血性积液、增强结节、交叉韧带信号异常或肿瘤结节，应警惕关节内受累。

4.手术计划

基于患者的病史、查体及辅助检查结果，术者应在术前进行充分的测量和术前计划，包括：①明确是否具备保肢指征；②有无瘤栓或血栓，若有静脉瘤栓则应做好术中切除瘤栓的准备；若有下肢静脉瘤（血）栓在术前应放置下腔静脉临时滤器以预防急性肺栓塞；③明确是否需要血管重建，若有可能需要自体大隐静脉搭桥，术前需应用下肢静脉彩超标记出大隐静脉走行；④确定病变范围（尤其上胫腓关节有无受累）及胫骨、腓骨截骨长度，一般为MRI T1WI序列所示范围以外至少2 cm，综合结合CT提示的病变区，作为截骨平面；⑤确定膝关节腔和胫骨近端有无受累，若有，则需行关节外切除；⑥测量胫骨平台左右、前后尺寸，预测所需假体大小；⑦测量胫骨剩余髓腔长度、形状、弧度、髓腔大小、皮质厚度，尤其关注截骨面与股骨峡部的关系，预测所需假体柄的尺寸及类型（水泥/非水泥、直柄/弯柄），确定所准备的假体可满足手术需要。依据目前的临床证据，骨水泥固定和非水泥固定并无绝对的优劣之分。然而，两种固定方式的最佳适用人群有所不同。目前大多数学者认为，骨水泥固定适用于老年人、放疗后骨质、转移性骨病变、计划术后需放疗、髓腔不能满足充分压配固定、肿瘤学预后较差的人群；非水泥固定适用于年轻人、原发骨肿瘤、无放疗史或术后不放疗、髓腔满足充分压配固定的人群。

5.手术准备

手术在可行术中透视的百级层流手术室内进行。一般选择全身麻醉。患者术前应沐浴，按需留置尿管，开放动静脉通路等。患者取仰卧位于可透视手术床，患侧臀下垫高以消除生理性外旋。消毒范围以膝关节为中心，近端至髂前上棘、远端包括其全部患侧下肢。按需使用止血带。手术准备完成后抬高患肢驱血后打起止血带。手术分为肿瘤切除、假体重建两个部分。

6.关节内胫骨近端肿瘤切除

常用胫骨近端内侧入路和外侧入路。本共识以内侧入路为例讲述。手术切口起自股骨内侧髁绕髌骨内侧，经胫骨结节后延胫骨嵴内侧向远端延伸，止于小腿远端内侧，应注意切口设计需将活检通道纳入计划中并一同切除。

切开皮肤、皮下组织，游离胫前外侧筋膜瓣，股内侧肌内缘游离至股四头肌腱，延髌骨内侧切开关节囊，进入关节腔，注意观察关节滑膜、交叉韧带及关节液的形状，如果出现血性关节液、交叉韧带变性断裂，甚至可疑肿瘤结节，则应警惕肿瘤侵犯膝关节可能，需缝合关节囊并改行关节外切除。自其内侧游离髌韧带，将其从胫骨骨面以外 2 cm 切断并继续游离。

自胫骨内髁游离鹅足肌腱，切开内侧筋膜，游离腓肠肌，切开比目鱼肌附着，可进入胫后肌间隙，拉开比目鱼肌后可见腘窝及胫后血管神经束，确认血管神经束未受肿瘤侵犯，则可继续行保肢术式。游离胫前肌群，暴露胫骨截骨位置，保留一定厚度正常肌肉组织作为边界。

屈曲膝关节，同时外翻髌骨，轻提股骨髁，从股骨侧侧切断交叉韧带，此时股骨髁能进一步提起，切开后方关节囊，腓肠肌止点一般不需要切断。继而切开外侧关节囊及外侧副韧带，暴露上胫腓关节。若肿瘤未侵犯上胫腓关节，则可使用电刀切开上胫腓关节；若肿瘤侵犯上胫腓关节，则需行上胫腓关节外切除；若在胫腓骨之间存在肿瘤包块累及腓骨，需将腓骨一并切除，进一步游离腓骨至截骨位置，注意保护腓总神经。

按术前计划截断胫骨（和腓骨），提起截骨端及交叉韧带（或半月板），外旋标本，游离胫后血管，一般需从分叉处结扎胫前动脉及静脉，将腘肌及部分胫后肌群作为边界保留于标本上，切除胫腓骨间膜，即可将标本离体。

肿瘤离体后，刮除远端截骨端骨髓送冰冻病理检查明确截骨是否足够。使用骨蜡临时封闭髓腔以减少渗血。如果手术顺利，一般可在一次止血带时间内完成肿瘤切除和假体置换手术。如果肿瘤切除过程较费时，或者有血管损伤的疑虑，建议在安装假体前先松止血带，如有需要则在30 min后再打起止血带。

7.成人胫骨近端假体重建

切除肿瘤后，应重新加铺无菌单、更换手套及全部手术器械，再进行假体重建。假体安装步骤应按不同假体产品相应的操作手册依次进行。一般流程如下：先安装股骨髁假体，于后交叉韧带止点前方0.5~1 cm开髓，逐步扩髓至合适大小。

使用髓内定位，安装截骨模具，对股骨髁进行截骨，安装试模，明确截骨、髓腔准备满意。

如果使用骨水泥固定，则需置入骨水泥限制器于假体柄尖端以远 1~2 cm，冲洗并干燥髓腔，使用第三代骨水泥技术注入骨水泥，打入假体，清除多余骨水泥，保持对股骨髁加压至骨水泥干结，骨蜡封闭骨面止血。

使用持骨器提起胫骨截骨端，依次扩髓至合适大小，按术前计划选择合适长度的直柄，使用尽量粗的柄（水泥柄≥11 mm，非水泥柄≥14 mm）。使用截骨端打磨器修平截骨面，尽量使柄尖端中置，不单纯接触一侧骨皮质。在远端髓腔呈"喇叭口"形状时，应尤其注意保证截骨平面与胫骨纵轴垂直，否则会导致髓内柄偏斜。组装合适长度的试模安装，尽量使用比正常胫骨（横截面积）小的假体以减少伤口缝合张力，复位假体，测量重建长度是否与截骨长度相等，触摸后方血管神经束及髂胫束张力。对于骨骼未发育成熟的患者可适当延长 1 cm 以减少后期下肢不等长程度，但应注意不能对软组织造成过高的张力。

确定假体长度后，组装假体。如果使用骨水泥固定，则需置入骨水泥限制器于假体柄尖端以远 1~2 cm，冲洗并干燥髓腔，使用第三代骨水泥技术注入骨水泥，打入假体，清除多余骨水泥，保持对胫骨假体加压至骨水泥干结；如果使用压配固定，则仅需直接打入假体即可。安装衬垫，复位膝关节。松止血带，充分止血，冲洗术野。

8.软组织重建

游离腓肠肌内侧肌瓣，自远端腱性部横向切断内侧肌瓣，并延中线向近端游离至蒂部，注意保护由腘动脉发出的内侧腓肠动脉，该动脉供应腓肠肌内侧肌瓣的血运。

目前所有的胫骨近端假体都有相应的设计用于重建髌韧带止点，如预留缝合孔（Stryker GMRS）、髌韧带压片（LINK Megasystem-C）。

髌韧带可直接缝合于假体上，也可以先用人造韧带修补材料包裹假体后，将髌韧带同时缝合于韧带和假体上，此法在瘢痕形成后能获得更加牢固的固定。

重建髌韧带后，对合缝合比目鱼肌和胫前肌以覆盖胫骨假体远端和胫骨干，将腓肠肌内侧头翻转覆盖于假体近端，翻转缝合时应避免蒂部过度牵拉，否则有可能会影响肌瓣血运。腓肠肌瓣上缘与关节囊及髌韧带缝合固定，下缘与比目鱼肌和胫骨肌缝合，使肌瓣充分包裹假体。留置伤口引流管，逐层缝合深筋膜、皮下组织，无张力缝合皮肤。无菌敷料覆盖后使用绷带适当加压包扎。

9.术后管理

术后疼痛管理：术后可立即行髂筋膜阻滞，同时配合静脉病人自控镇痛（patient controlled analgesia，PCA）泵，遵循术后疼痛三阶梯管理方法，可有效缓解围术期疼痛。

围手术期抗感染管理：肿瘤型假体置换术后建议预防性使用抗生素治疗。建议根据所在中心常见感染细菌谱，结合临床经验，选择使用广谱抗生素。对于应用何种抗生素及应用时长，目前尚无高级别的临床证据指导，但文献报道提示延长抗生素使用时间并不能降低短期内假体感染发生，却可能增加抗生素相关副作用。文献中报道较多的致病菌为革兰氏阳性球菌，如金黄色葡萄球菌等。常用抗生素有头孢菌素类，万古霉素等。围手术期可根据患者临床表现，结合中性粒细胞数，C反应蛋白等感染指标综合判断和随访患者情况。

围手术期抗凝治疗：目前无高级别的临床证据指导

肿瘤型假体置换术后的抗凝方案。但对于有血管手术操作者、高龄、肥胖、既往静脉血栓史等高危因素患者，于术后48 h予以预防量低分子肝素至恢复下地活动。

围手术期功能训练：术后应立即检查患肢足部感觉、运动及动脉搏动，若术中并未损伤神经，但术后即出现感觉减退或肌力减退，应警惕是否因为缺血、过度延长或包扎过紧所致，应及时予以适度屈膝、松解包扎等处理，明确不需紧急手术后方可将患者送回病房。患肢应保持伸膝位抬高以促进静脉回流，注意避免小腿外旋压迫腓总神经。术后72 h内应严密监测足部感觉及运动情况，慎防出现因软组织肿胀、包扎过紧、体位原因而导致的腓总神经麻痹。一旦突发足部感觉明显减退伴运动障碍，应马上予以处理，如摆正小腿、松解绷带，一般很快即可恢复正常；若处理不及时，则可能需数月才可恢复或出现永久性损伤。胫骨近端假体置换后，因为要保证髌韧带愈合，如无特殊，应佩戴支具保持伸膝足背屈位4~6周，如果使用人工修补材料加强缝合者时间可缩短至4周。术后次日起即可鼓励患者行股四头肌等长收缩练习。鼓励患者佩戴伸膝支具在辅助下地活动。骨水泥固定的假体术后即可完全负重，但需使用双拐或助行器辅助直至股四头肌力完全恢复。非水泥固定假体术后6~8周内逐渐适应完全负重。术后6周（髌韧带修复者可更早）即可开始练习屈膝。后期功能锻炼的重点包括股四头肌力锻炼、膝关节活动度恢复以及正常步态的习得，术者应及时指导患者进行相应锻炼。

（五）术后随访与局限性

1.术后随访

患者术后早期应随访观察：①伤口愈合情况，适时拆除缝合线；②随访血实验室检查可利于判断术后衔接辅助化疗的用药时机，对于可疑感染患者可协助判断病情变化；③随访患者患肢功能情况并加以指导，直至恢复正常步态。

患者术后中长期随访方案如下：建议术后每3~6月行患处局部影像学检查至术后2年，每6~12月行相关检查至术后5年，随后每12~18个月行相关检查至长期。主要包括：下肢全长X光片，股骨、胫腓骨X光片正侧位，术区B超，股骨CT或MRI。影像学检查需由术者或具备骨肿瘤从业经验医生进行判读。对于恶性肿瘤患者应每6~12月行全身分期检查以判断疾病状态。主要包括：肺部CT及肿瘤相关部位CT检查、全身骨扫描或

PET/CT 等。

2. 术后功能

建议所有接受肿瘤型假体重建术患者均在专科医师指导下进行康复性功能训练。主要包括股四头肌力量锻炼、膝关节活动度的逐步恢复，以及正常步态的习得三方面。胫骨近端假体置换术后一般均能获得较好的功能状态。MSTS 评分一般为 75%~85%，在膝关节屈曲范围在 90°~100°，但是相当一部分患者可能伸膝迟缓，平均在 10°~30°，使用人造韧带重建可能减少伸膝迟缓。

3. 假体保有

有关胫骨近端假体的文献明显比股骨远端假体少。荟萃分析显示，胫骨近端假体 5 年、10 年、15 年、20 年的平均假体保有率分别为 75.0%（54%~94%）、60.0%（37%~86%）、55.3%（25%~70%）和 25.1%（21%~37%），不同的研究报道结果差异较大，这可能受手术技术水平影响。水泥固定和非水泥固定假体的 5 年保有率并无显著差异（80.2% vs.77.7%），单纯铰链和旋转铰链假体的 5 年保有率也无显著差异（71.4% vs.78.1%）。

4. 并发症处理

根据文献报道，导致假体失败的常见并发症主要可归为以下5类：①软组织失败；②假体无菌性松动；③假体机械性失败；④假体周围感染；⑤肿瘤复发累及假体。外科医生应对假体置换术后患者进行按计划随访，及时发现可能出现的并发症，而对于翻修手术的适应证，应严格把握，既不延迟亦不可过度治疗。对于假体并发症的翻修手术应在原诊疗中心或其他具备肿瘤假体翻修手术条件的医疗中心进行。

五、股骨远端肿瘤切除肿瘤型股骨远端假体重建

（一）概述

股骨远端是骨原发和继发恶性肿瘤，如骨肉瘤等最常见的发病部位之一。手术治疗的目标在于广泛整块切除病变肿瘤组织。对于股骨远端肿瘤切除后或其他病生理情况导致的股骨远端骨缺损与骨质丢失，股骨远端肿瘤型人工假体重建凭借其操作简便、即刻稳定性、功能优越等特点，在多年发展中已成为了目前主流重建方式。然而，肿瘤型股骨远端假体并发症发生率和假体失败率仍相对较高，显著高于表面型膝关节假体，亟需引起充分重视并对手术操作和全病程管理进行规范化管理。另一方面，肿瘤型假体重建手术具有特殊的手术操

作要点与技术难点，是影响手术成败和假体保有的关键因素。本专家共识主要以目前最常用的成人旋转铰链股骨远端肿瘤型假体为例，介绍初次股骨远端肿瘤手术切除，股骨远端肿瘤型膝关节假体重建术的解剖要点、适应证与禁忌证、围术期管理、手术技巧、术后并发症及功能状态等内容，为股骨远端肿瘤切除肿瘤型股骨远端假体重建的规范化治疗提供帮助与参考。

（二）历史沿革

原发骨与软组织肿瘤及部分转移性骨转移瘤好发于膝关节周围。其中，股骨远端是骨原发恶性肿瘤，如骨肉瘤最常见部位之一，手术治疗的目标在于广泛整块切除肿瘤组织。在20世纪中叶以前，膝关节周围恶性骨肿瘤外科治疗主要依赖于单纯截肢治疗，患者丧失肢体，功能差，且总体生存率低。自20世纪70年代以来，随着（新）辅助化疗的应用、影像学检查技术的推广、手术技巧的提高、人工假体的发展，膝关节周围恶性肿瘤的保肢治疗得以发展和改良，已代替截肢手术，成为目前主流的手术方式。

对于股骨远端肿瘤切除后骨缺损，以及部分骨转移癌、股骨髁病理性骨折或骨折不愈合、表面膝关节假体翻修等情况，重建方法形式多样。其中包括肿瘤型人工假体置换、异体骨-假体复合物重建、自体瘤骨灭活再植、异体骨关节移植、关节融合术、旋转成形术等。其中股骨远端肿瘤人工假体（distal femoral endoprosthesis，DFE）置换凭借其操作简便、即刻稳定性好、功能优越等特点成为目前主流重建方式。

近30年国内外文献陆续报道多种著名品牌膝关节肿瘤假体的临床应用。这些假体设计经历了定制与组配、固定铰链与旋转铰链、水泥固定与非水泥固定的尝试和变革，在过去数十年为下肢恶性肿瘤的保肢治疗起到重要的作用。目前用于成人的股骨远端假体一般为组配型、旋转铰链型的全膝关节假体，均采用髓内固定，固定方式包括骨水泥固定和非骨水泥固定/压配固定。旋转铰链的设计既能允许屈伸运动，又能允许一定程度的内、外旋运动，同时能保证膝关节内/外翻、屈/伸的稳定性。用于骨骺发育未成熟儿童的假体常在具备成人假体特点上进一步在外形、体积方面更加适合儿童骨骼，并设计可延长装置或保留/微创伤骨骺的假体特点。按可延长机制可分为电磁驱动型无创延长，机械微创可延长等。可延长的假体一定程度上弥补了患者生存后自然生长所带来的双下肢不等长的问题。

肿瘤型膝关节假体置换手术有其特殊的手术要点，如手术入路、假体髓内柄的选择和安装、关节力线的恢复、软组织覆盖等。另一方面，肿瘤型假体并发症发生率和假体失败率显著高于表面型关节假体，亟须相关专业人员对手术操作和全病程管理引起重视并统一思想。接受肿瘤型膝关节假体重建的患者大多为青少年，按目前研究数据，肿瘤长期生存者一生中至少需要再次接受翻修手术。因此，术者应尽一切可能延长初次置换的假体寿命，并应有长远眼光，为之后翻修手术留下余地。另一方面，术者应根据患者具体情况，制定个性化肿瘤切除和重建计划，并选择合适的假体；安装假体时注意恢复正常力线和缺损长度；术后应细致指导患者的康复锻炼和并发症预防。对于儿童患者还要更加审慎地选择合适的假体，并适时干预双下肢不等长相关问题。

（三）技术原理

1.股骨远端结构

股骨是人体最长的长骨，具有生理性前弓，外形上段呈圆柱形，中段呈三棱形，下段前后略扁。两端为松质骨结构，中间为髓腔，髓腔大小为两端宽、中间窄，髓腔最狭窄段称为峡部。股骨髓腔形状的特点给肿瘤型假体固定带来了特有的难度。有两种特殊的情况：①截骨较短时，截骨端髓腔宽广，距离峡部较远，假体所在的髓腔呈上窄下宽（喇叭形），髓内柄难以得到稳定的固定；同时在接口处假体与髓腔的不匹配使得髓腔不能被假体封闭，这使得碎屑容易进入骨水泥-骨、假体-骨界面造成骨溶解，最终导致松动。此时可适当增加截骨长度。②截骨很长时，截骨端在峡部以近，剩余髓腔上宽下窄（反喇叭形），此时不仅剩余髓腔短，髓内柄的有效固定长度更短。此时可能需要特制的髓内柄进行固定。

2.膝关节周围

大多数位于股骨远的恶性肿瘤发生于干骺端，肿瘤在股骨内需越过多层屏障（骺板、骨皮质、关节软骨）才能直接侵入膝关节。少数情况下，肿瘤可以通过侵犯交叉韧带延伸至膝关节内，或形成巨大的肿瘤包块直接累及关节囊至胫骨止点。然而，大多数膝关节内播散是由不当的活检、不当的经关节手术和病理性骨折造成。因此，应仔细了解活检位置和方式，仔细评估术前影像学检查结果，判断膝关节累及可能。关节腔明确受累的病例应直接行关节外切除；对于可疑的病例，可根据术中探查情况决定最终手术方式。

3.血管神经束

股动脉在腹股沟中点深部续于髂外动脉，在腹股沟韧带下方进入股三角并下行，进入收肌管，由股前部转至股内侧，出收肌腱裂孔转至腘窝，移行为腘动脉，腘动脉发出多支关节支构成膝关节动脉网。同名静脉与上述动脉相伴而行。对发生在股骨远端的恶性肿瘤，尽管肿瘤包块可能会使股血管/腘血管位置受到推挤，但很少会直接侵犯血管束，其原因在于，在收肌腱裂孔以上的部分，肿瘤需完全侵蚀股内侧肌和/或收肌群及其深筋膜，方可侵犯股血管束；在收肌腱裂孔以下的部分，肿瘤需完全侵蚀腘窝脂肪才可能侵犯腘血管。这些解剖屏障为大多数保肢手术提供了可能性。然而，对于复发肿瘤、不当的活检、病理性骨折、放疗后的病例，上述保护屏障可能会消失，保肢失败的风险会增加。在少数情况下，股骨远端的恶性肿瘤还可能会侵入分支静脉形成静脉瘤栓，一直延伸至静脉主干。股神经在腹股沟韧带稍下方即分成数支支配耻骨肌、股四头肌、缝匠肌（肌支）、股前内侧皮肤（皮支）及膝髋关节（关节支）。因此，对于股骨远端肿瘤切除，很少需考虑股神经的去留问题。但对于肿瘤包块较大的肿瘤，在腘窝位置可能会临近、粘连或侵犯坐骨神经，术中需要注意辨别和分离。

（四）适应证与禁忌证

1.适应证

（1）位于股骨远端原发的侵袭性或恶性骨肿瘤，或软组织肉瘤累及股骨远端，需要整块切除者。

（2）位于股骨远端的骨转移癌，骨质破坏严重不适合内固定者。

（3）股骨远端假体置换术后假体失败，需翻修者。

（4）胫骨近端假体置换术后股骨髁假体反复断裂者。

（5）大剂量放疗后股骨远端骨折者。

（6）膝关节退行性变，无菌性炎症伴严重骨质丢失及韧带不稳者；表面膝关节假体置换术后急性假体周围骨折或骨折不愈合者、无法经内固定或单纯延长髓内柄治疗者；表面膝关节假体置换术后假体松动伴严重骨质丢失及韧带不稳者；治疗后的股骨远端多部分骨折不愈合者；重度骨质疏松患者股骨髁周围复杂骨折者。

2.禁忌证

（1）原发恶性骨肿瘤无法通过保肢手术获得满意手术边界者。

（2）终末期患者、伴有严重合并症无法耐受手术者。

（3）膝关节、拟术区细菌性感染或伴有全身感染者。

（4）化疗骨髓抑制期未恢复者，正在使用抗血管生成靶向药物。

（5）经手术计划剩余正常股骨髓腔过短，不足有效髓内固定者，为相对禁忌证。

（6）肿瘤广泛累及血管神经束为相对禁忌证，若有计划的肿瘤+血管神经束切除仍可获得较好的手术边界，且预计能保留较好的股四头肌功能，则可考虑保肢手术和假体重建。

（7）肿瘤广泛累及大腿肌肉，肿瘤切除后无足够有效软组织包裹假体，或无足够股四头肌带动膝关节活动者，为相对禁忌证。

（8）年龄、骨骼较小儿童，预计假体无法获得有效固定者、显著限制患儿日常活动者，为相对禁忌证。

（五）操作流程

1.术前问诊、查体及沟通

术者应充分了解患者病史，尤其包括活检方式、有无长期制动、有无病理性骨折、有无同侧肢体其他手术史、肢体远端有无肿胀史、术前化疗效果等，并对患者进行详细的体格检查，尤其要确定活检瘢痕位置、有无区域淋巴结肿大、手术部位有无感染征象、皮肤疾病、有无畸形或关节挛缩、关节活动度、有无下肢短缩、肢体的感觉、肌力及末梢血运情况、有无甲沟炎等。对于骨骼发育未成熟的患者还应关注其年龄、身高、父母身高以推测未来肢体短缩长度。另一方面，术者应与患者充分沟通，使其知晓假体置换术的目的、围术期康复要点、假体相关并发症的预防及处理方法、术后肢体功能状态及日常生活的限制。

2.实验室检查

血常规、血生化、凝血功能分析、血沉及C反应蛋白化验应在术前完成。血常规用于判断术前化疗骨髓抑制是否已恢复。血生化用于观察患者肝肾功能及一般营养状况，碱性磷酸酶、乳酸脱氢酶等。凝血功能分析用于观察有无凝血功能异常，D-二聚体阴性有利于除外下肢静脉血栓可能。血常规、血沉及 C 反应蛋白用于协助除外局部或全身感染情况。

3.影像学检查

主要包括局部检查和全身分期检查。局部检查包括带标尺的双下肢全长 X 光片和股骨及胫骨正侧位 X 光片、股骨全长增强 CT 及 MRI，若 D-二聚体显著升高并伴长期制动者应行下肢静脉彩超检查。全身分期检查包括肺部 CT、全身骨扫描或 PET/CT。结合各项检查，应重点关注病变范围、股骨髓腔内有无跳跃灶、剩余股骨长度、形状及髓腔直径、血管神经束与肿瘤关系、胫骨近端有无转移灶、关节腔有无受累、有无静脉瘤栓和/或血栓、骨骺是否闭合、胫骨平台大小等。MRI 显示关节内血性积液、增强结节、交叉韧带信号异常或肿瘤结节，应警惕关节内受累。

4.手术计划

基于患者病史、查体及辅助检查结果，术者应在术前进行充分的测量和术前计划，包括：①明确是否具备保肢指征；②有无瘤栓或血栓，若有静脉瘤栓则应做好术中切除瘤栓的准备；若有下肢静脉瘤（血）栓在术前应放置下腔静脉临时滤器以预防急性肺栓塞；③明确是否需要血管重建，若有可能需要自体大隐静脉搭桥，术前需应用下肢静脉彩超标记出大隐静脉走行；④确定病变范围及截骨长度，一般为MRI T1WI序列所示范围以外至少2 cm，同时结合CT提示的病变区，作为截骨平面；对于骨骼未成熟者，股骨远端存在未闭合的骺板是一个重要的解剖屏障，可视作2~3 cm的正常边界；⑤确定膝关节腔和胫骨近端有无受累，若有，则需行关节外切除；⑥测量胫骨平台左右、前后尺寸，预测所需假体大小；⑦测量股骨剩余髓腔长度、形状、弧度、髓腔大小、皮质厚度，尤其关注截骨面与股骨峡部的关系，预测所需假体柄的尺寸及类型（水泥/非水泥、直柄/弯柄），确定所准备的假体可满足手术需要。依据目前的临床证据，骨水泥固定和非水泥固定并无绝对的优劣之分。然而，两种固定方式的最佳适用人群有所不同。目前大多数学者认为，骨水泥固定适用于老年人、放疗后骨质、转移性骨病变、计划术后需放疗、髓腔不能满足充分压配固定、肿瘤学预后较差的人群；非水泥固定适用于年轻人、原发骨肿瘤、无放疗史或术后不放疗、髓腔满足充分压配固定的人群。

5.手术准备

手术在可行术中透视的百级层流手术室内进行。一般选择全身麻醉。患者术前应沐浴，按需留置尿管，开放动静脉通路等。患者取仰卧位于可透视手术床，患侧臀下垫高以消除生理性外旋。消毒范围以膝关节为中心，近端至髂前上棘、远端包括踝关节，铺巾后，胫骨结节以远用无菌单包裹置于手术台上。按需使用止血带。手术准备完成后抬高患肢驱血后打起止血带。手术分为肿瘤切除、假体重建两个部分。

6.关节内股骨远端肿瘤切除

（1）常用手术入路有内侧入路或外侧入路等，应根据肿瘤活检位置和术者习惯综合决定。在几种入路中，内侧切口-经内侧肌间隙入路，与内侧经股四头肌入路相比有利于保持股四头肌的延续性，与外侧入路相比在外翻髌骨和暴露股骨髁方面有优势。手术切口的设计应利于将活检通道的全层组织一并切除。常用的内侧切口起自大腿内侧，延内侧肌间隙向远端延伸，绕髌骨内侧，止于胫骨结节。

（2）以内侧切口-经内侧肌间隙入路阐述。切开皮肤、皮下组织、切开股内侧肌筋膜，自股内侧肌内缘游离，将股内侧肌自内侧肌间隙游离，注意保留一定厚度的正常肌肉组织于股骨及肿瘤表面作为手术边界。

（3）切开内侧关节囊，进入关节腔，注意观察关节滑膜、交叉韧带及关节液的形状，如果出现血性关节液、交叉韧带变性断裂甚至可疑肿瘤结节，则应警惕肿瘤侵犯膝关节可能，需缝合关节囊并改行关节外切除。提起股内侧肌及内侧关节囊，继续向近端、前方游离股四头肌束，注意需一定厚度的正常股中间肌于股骨表面作为手术边界。

（4）屈曲膝关节，同时外翻髌骨，如果外翻髌骨困难，切勿强硬屈膝，否则会造成髌韧带止点撕脱，而应进一步游离股四头肌和适当游离髌韧带内侧。屈膝后轻轻提起股骨髁，从胫骨侧起点处切断交叉韧带，此时股骨髁能进一步提起，切开后方关节囊及外侧副韧带后，股骨髁能完全提起。进一步辨认和切断后方腘肌、内外侧腓肠肌，推开腘窝脂肪后辨认和保护腘血管主干。注意识别其髁间窝分支并结扎、切断。进一步将收肌腱板从股骨游离，应注意保护紧邻的股血管主干。

（5）游离内侧肌肉附着后，进一步游离外侧及后方肌肉附着，直至完全暴露至截骨长度，注意游离后方肌肉辨识并结扎股深血管分支。按术前计划，使用线锯或者摆锯进行截骨，截骨前在截骨线近端标记股骨正前方以便在假体安装时调整内外旋角度，并在股骨截骨线以近、胫骨截骨线以远标记，测量重建总长度。

（6）肿瘤标本离体后，刮除近端截骨端骨髓送冰冻病理检查以判断肿瘤切除边界，并环周检查标本是否有临近肿瘤处、术野是否有肿瘤残余。

7.关节外股骨远端肿瘤切除

关节外股骨远端切除类似关节内股骨远端肿瘤切除手术步骤。同样以内侧切口-经内侧肌间隙入路为例，1步骤与2步骤同上，从上述3步骤开始，不同的是，在游离内侧肿瘤边界后，不切开关节囊，而是在关节囊外游离外界，在股中间肌与髌骨上缘连接处，应用摆锯沿冠状面剖开髌骨，使髌骨内侧关节面仍位于关节囊内。注意保护关节囊和侧副韧带，在其外游离腘肌和腓肠肌止点并切断，注意保护腘血管束，结扎其进入股骨髁间窝的血管，将关节囊环周游离至胫骨近端。根据术前测量及试用胫骨近端平台截骨模具测量，确定胫骨平台截骨水平后截骨，最终包裹完整关节囊的股骨近端与肿瘤共同离体。

8.成人股骨远端假体重建

切除肿瘤后，应重新加铺无菌单、更换手套及全部手术器械，再行假体重建。假体安装步骤应按不同假体产品相应操作手册依次进行，一般流程如下。首先，屈膝，切除半月板及关节囊周围脂肪垫，游离胫骨近端周围骨质约10 mm，去除髁间嵴，于胫骨平台前交叉韧带前方开髓，逐步扩髓至合适大小，安装截骨导板对胫骨平台截骨，根据假体产品设计要求决定是否需要制造后倾角度，截骨厚度应根据计划使用的衬垫厚度来决定，一般为8~12 mm。

截骨后组装内外旋定位模具，注意保证正常的内外旋角度，确定内外旋方向后，打入侧翼模具以完成近端髓腔塑形，根据术前计划安装试模，明确胫骨侧截骨、髓腔准备满意。

如果使用骨水泥固定，则需置入骨水泥限制器于假体柄尖端以远1~2 cm，使用脉冲式冲洗枪冲洗并干燥髓腔，使用第三代骨水泥技术固定假体，清除多余骨水泥，保持对胫骨平台垂直加压至骨水泥干结，骨蜡封闭骨面止血。如果使用压配固定，则按照塑型要求逐步打入假体，并用骨蜡封闭骨面止血。

使用持骨器提起股骨截骨端，使用软钻依次扩髓至合适大小，按术前计划选择合适长度的直柄或弯柄，原则上使用尽量粗的柄，尽量使柄尖端中置，不接触一侧骨皮质。使用截骨端打磨器修平截骨面，能使假体柄与截骨端接合更加匹配，从而减少假体柄的屈曲应力。术中可随时通过术中透视判断假体髓针位置，假体位置等参数。组装合适长度的试模安装，复位假体，测量重建长度是否与截骨长度相等，复位髌骨并屈伸膝关节，保证膝关节活动度良好且不出现髌骨撞击，触摸后方血管神经束及髂胫束张力，以避免因延长造成张力过高。对于术前就存在长期关节屈曲挛缩或因病理性骨折短缩的患者，术中由于软组织挛缩，尽管进行松解，也很难完全恢复与健侧一样的长度，此时应根据组织适应张力适当短缩假体。另一方面，对于骨骼未发育成熟的患者，可适当延长 1 cm 以缓冲此后生长导致的下肢不等长，但应注意不能对软组织造成过高的张力。确定假体长度后，组装假体，打压前注意应保证莫斯锥度干燥洁净。如果使用骨水泥固定，则需置入骨水泥限制器于假体柄尖端以远 1~2 cm，使用脉冲式冲洗枪冲洗并干燥髓腔。

安装胫骨平台衬垫。使用第三代骨水泥技术固定股骨假体，清除多余骨水泥，维持正常力线，复位膝关节，保持对股骨假体加压至骨水泥干结。

松止血带，充分止血，冲洗术野。留置伤口引流管，将股内侧肌固定于内侧肌间隔上以包裹假体，内收肌群、腘绳肌群及腓肠肌止点无须重建。逐层缝合深筋膜、皮下组织及皮肤。无菌敷料覆盖后使用绷带适当加压包扎。

9.术后管理

术后疼痛管理：术后可立即行髂筋膜阻滞，同时配合静脉自控镇痛（patient controlled analgesia，PCA）泵，遵循术后疼痛的三阶梯管理方法，可有效缓解围术期疼痛。

围手术期抗感染管理：肿瘤型假体置换术后建议预防性使用抗生素治疗。根据所在中心常见感染病原体谱，选择使用广谱抗生素。对于应用何种抗生素及应用时长，目前尚无高级别临床证据指导，文献报道提示延长抗生素使用时间并不能降低短期内假体感染的发生，却可能增加抗生素相关副作用的出现。文献中报道较多致病菌为革兰氏阳性菌，如金黄色葡萄球菌等。常用抗生素有头孢菌素类，万古霉素等。围手术期根据患者临床表现，结合中性粒细胞数，C反应蛋白等感染指标综合判断和随访患者情况。

围手术期抗凝治疗：目前无高级别临床证据指导肿瘤型假体置换术后的抗凝方案。但对有血管手术操作者、高龄、肥胖、既往静脉血栓史等高危因素患者，于术后48 h以预防量低分子肝素至恢复下地活动。

围手术期功能训练：术后患肢多保持伸膝抬高位，术后2 d即开始鼓励患者行股四头肌等长收缩练习。可于术后2~4 d开始应用持续被动活动（continuous passive motion，CPM）机器辅助训练膝关节屈曲功能。虽然目前无统一意见，但多建议鼓励患者尽早在支具保护下下地负重活动。骨水泥固定的假体术后即可完全负重，但需要使用双拐或助行器辅助直至股四头肌力完全恢复。非水泥固定的假体在术后1~4周内应逐步完全负重。

（六）术后随访与局限性

1.术后随访

术后早期应随访观察：①伤口愈合情况，适时拆除缝合线；②随访血实验室检查可利于判断术后衔接辅助化疗用药时机，对于可疑感染患者可协助判断病情变化；③随访患者患肢功能情况并加以指导，直至恢复正常步态。

术后中长期随访方案：术后每3~6月行患处局部影像学检查至术后2年，每6~12月行相关检查至术后5年，随后每12~18个月行相关检查至长期。主要包括：下肢全长X光片，股骨、胫腓骨X光片正侧位，术区B超，股骨CT或MRI。影像学检查需由术者或具备骨肿瘤从业经验的医生判读。对恶性肿瘤患者应每6~12月行全身分期检查以判断疾病状态。主要包括：肺部CT及肿瘤相关部位CT检查、全身骨扫描或PET/CT等。

2. 术后功能

建议所有接受肿瘤型假体重建术的患者均在专科医师指导下进行康复功能训练。主要包括股四头肌力量锻炼、膝关节活动度的逐步恢复，以及正常步态习得三方面。股骨远端假体置换术后一般均能获得较好功能状态。MSTS评分一般为75%~90%，膝关节屈曲范围在90°~100°，少数患者可能会有不到10°的伸膝迟缓。

3. 假体保有

股骨远端肿瘤型假体5年、10年、15年、20年、25年假体保有率平均为78.3%（25%~94%）、70.1%（48%~94%）、61.6%（44%~94%）、38.3%（30%~55%）和36.2%

（32%~42%）。骨水泥固定的假体5年、10年的平均保有率分别为81.6%、69.6%，与非水泥固定的结果比较无显著差异（86.1%、73.5%），旋转铰链和单纯铰链假体在5年假体保有率无显著差异（78.6% vs.78.4%），但在10年旋转铰链假体10年生存率显著高于单纯铰链（77.7% vs.61.7%）。

4.并发症处理

根据文献报道，导致假体失败的常见并发症主要可归为以下5类：①软组织失败；②假体无菌性松动；③假体机械性失败；④假体周围感染；⑤肿瘤复发累及假体。外科医生应对假体置换术后患者按计划随访，及时发现可能出现的并发症，对翻修手术适应证应严格把握，既不延迟亦不可过度治疗。对于假体并发症的翻修手术应在原诊疗中心或其他具备肿瘤假体翻修手术条件的医疗中心进行。

参考文献

1. 尹健.肿瘤整形外科在乳腺肿瘤治疗中的应用.中华普通外科学文献（电子版），2013，7（4）：255-257.

2. He S，Ding B，Li G，et al.Comparison of outcomes between immediate implantbased and autologous reconstruction：15-year，single-center experience in a propensity score-matched Chinese cohort.Cancer Biol Med，2021，19（9）：1410-1421.

3. 司婧，吴炅.极限肿瘤整形技术：乳腺癌保留乳房肿瘤整形技术新挑战.中华乳腺病杂志：电子版，2018，12（4）：4.

4. 吕鉴可，杨壹羚，付丽.乳腺癌保乳手术标本的病理取材与安全切缘评估.中华肿瘤杂志，2021，43（08）：817-820.

5. 付丽，唐小燕.应重视乳腺癌的精准病理诊断.中华医学杂志，2022，102（10）：687-689.

6. Yin Z，Wang H，Liu Y，et al.Single-Institution Algorithm for Prevention and Management of Complications in Direct-to-Implant Breast Reconstruction.Plast Reconstr Surg，2022，150（48S-60S）.

7. He S, Yin J, Sun J, et al. Single-Surgeon Experience for Maximizing Outcomes in Implant-Based Breast Reconstruction in Chinese Patients. Ann Plast Surg, 2019, 82 (3): 269-273.

8. Mohamedahmed AYY, Zaman S, Zafar S, et al. Comparison of surgical and oncological outcomes between oncoplastic breast-conserving surgery versus conventional breast-conserving surgery for treatment of breast cancer: A systematic review and meta-analysis of 31 studies. Surg Oncol, 2022, 42 (101779).

9. Rutherford CL, Barker S, Romics L. A systematic review of oncoplastic volume replacement breast surgery: oncological safety and cosmetic outcome. Ann R Coll Surg Engl, 2022, 104 (1): 5-17.

10. Clough KB, Kaufman GJ, Nos C, et al. Improving breast cancer surgery: a classification and quadrant per quadrant atlas for oncoplastic surgery. Ann Surg Oncol, 2010, 17 (5): 1375-1391.

11. Yin Z, Wang Y, Sun J, et al. Association of sociodemographic and oncological features with decision on im-

plant-based versus autologous immediate postmastectomy breast reconstruction in Chinese patients. Cancer Med, 2019, 8（5）: 2223-2232.

12. Xu F, Sun H, Zhang C, et al. Comparison of surgical complication between immediate implant and autologous breast reconstruction after mastectomy: A multicenter study of 426 cases. J Surg Oncol, 2018, 118（6）: 953-958.

13. Du F, Liu R, Zhang H, et al. Post-mastectomy adjuvant radiotherapy for direct-to-implant and two-stage implant-based breast reconstruction: A meta-analysis. J Plast Reconstr Aesthet Surg, 2022, 75（9）: 3030-3040.

14. He S, Yin J, Robb GL, et al. Considering the Optimal Timing of Breast Reconstruction With Abdominal Flaps With Adjuvant Irradiation in 370 Consecutive Pedicled Transverse Rectus Abdominis Myocutaneous Flap and Free Deep Inferior Epigastric Perforator Flap Performed in a Chinese Oncology Center: Is There a Significant Difference Between Immediate and Delayed? Ann Plast

Surg，2017，78（6）：633-640.

15. Wan A，Liang Y，Chen L，et al.Association of Long-term Oncologic Prognosis With Minimal Access Breast Surgery vs Conventional Breast Surgery. JAMA Surg，2022：e224711.

16. Cordeiro PG，Jazayeri L. Two-Stage Implant-Based Breast Reconstruction：An Evolution of the Conceptual and Technical Approach over a Two-Decade Period. Plast Reconstr Surg，2016，138（1）：1-11.

17. Cordeiro PG，Albornoz CR，McCormick B，et al.What Is the Optimum Timing of Postmastectomy Radiotherapy in Two-Stage Prosthetic Reconstruction：Radiation to the Tissue Expander or Permanent Implant? Plast Reconstr Surg，2015，135（6）：1509-1517.

18. Feng Y，Wen N，Liang F，et al.Endoscopic Nipple- or Skin-Sparing Mastectomy and Immediate Breast Reconstruction with Endoscopic Harvesting of the Latissimus Dorsi Flap：A Preliminary Experience of an Innovative Technique.Breast J，2022，2022（1373899）.

19. Liu C，Luan J，Ouyang Y，et al.Breast Reconstruction

in Poland Syndrome Patients with Latissimus Dorsi Myo Flap and Implant: An Efficient Endoscopic Approach Using Single Transverse Axillary Incision.Aesthetic Plast Surg, 2019, 43 (5): 1186-1194.

20. Ni C, Zhu Z, Xin Y, et al.Oncoplastic breast reconstruction with omental flap: A retrospective study and systematic review.J Cancer, 2018, 9 (10): 1782-1790.

21. Angarita FA, Acuna SA, Cordeiro E, et al.Does oncoplastic surgery increase immediate (30-day) postoperative complications? An analysis of the American College of Surgeons National Surgical Quality Improvement Program (ACS NSQIP) database.Breast Cancer Res Treat, 2020, 182 (2): 429-438.

22. Lee BT, Agarwal JP, Ascherman JA, et al.Evidence-Based Clinical Practice Guideline: Autologous Breast Reconstruction with DIEP or Pedicled TRAM Abdominal Flaps.Plast Reconstr Surg, 2017, 140 (5): 651 e-664 e.

23. Momoh AO, Colakoglu S, Westvik TS, et al. Analysis

of complications and patient satisfaction in pedicled transverse rectus abdominis myocutaneous and deep inferior epigastric perforator flap breast reconstruction. Ann Plast Surg, 2012, 69（1）: 19-23.

24.Knox ADC, Ho AL, Leung L, et al.Comparison of Outcomes following Autologous Breast Reconstruction Using the DIEP and Pedicled TRAM Flaps: A 12-Year Clinical Retrospective Study and Literature Review.Plast Reconstr Surg, 2016, 138（1）: 16-28.

25.Chatterjee A, Ramkumar DB, Dawli TB, et al.The use of mesh versus primary fascial closure of the abdominal donor site when using a transverse rectus abdominis myocutaneous flap for breast reconstruction: a cost-utility analysis.Plast Reconstr Surg, 2015, 135（3）: 682-689.

26.Momeni A, Sheckter C.Intraoperative Laser-Assisted Indocyanine Green Imaging Can Reduce the Rate of Fat Necrosis in Microsurgical Breast Reconstruction. Plast Reconstr Surg, 2020, 145（3）: 507 e-513 e.

27. Lauritzen E, Damsgaard TE. Use of Indocyanine Green

整形重建

参考文献

Angiography decreases the risk of complications in autologous- and implant-based breast reconstruction: A systematic review and meta-analysis.J Plast Reconstr Aesthet Surg, 2021, 74 (8): 1703-1717.

28.Cho MJ, Haddock NT, Teotia SS.Clinical Decision Making Using CTA in Conjoined, Bipedicled DIEP and SIEA for Unilateral Breast Reconstruction.J Reconstr Microsurg, 2020, 36 (4): 241-246.

29.Davis CR, Jones L, Tillett RL, et al.Predicting venous congestion before DIEP breast reconstruction by identifying atypical venous connections on preoperative CTA imaging.Microsurgery, 2019, 39 (1): 24-31.

30.Huang Y, Sanz J, Rodriguez N, et al.Effects of radiation on toxicity, complications, revision surgery and aesthetic outcomes in breast reconstruction: An argument about timing and techniques.J Plast Reconstr Aesthet Surg, 2021, 74 (12): 3316-3323.

31.Chen Y, Li G.Safety and Effectiveness of Autologous Fat Grafting after Breast Radiotherapy: A Systematic Review and Meta-Analysis. Plast Reconstr Surg, 2021,

147（1）：1-10.

32. Economides JM，Graziano F，Tousimis E，et al.Expanded Algorithm and Updated Experience with Breast Reconstruction Using a Staged Nipple-Sparing Mastectomy following Mastopexy or Reduction Mammaplasty in the Large or Ptotic Breast.Plast Reconstr Surg，2019，143（4）：688 e-697 e.

33. Gougoutas AJ，Said HK，Um G，et al.Nipple-Areola Complex Reconstruction.Plast Reconstr Surg，2018，141（3）：404 e-416 e.

34. Heo JW，Park SO，Jin US.A Nipple-Areolar Complex Reconstruction in Implant-Based Breast Reconstruction Using a Local Flap and Full-Thickness Skin Graft.Aesthetic Plast Surg，2018，42（6）：1478-1484.

35. Azouz S，Swanson M，Omarkhil M，et al.A Nipple-Areola Stencil for Three-Dimensional Tattooing：Nipple by Number.Plast Reconstr Surg，2020，145（1）：38-42.

36. 张陈平，Nabil S.下颌骨重建的基础与临床.上海：上海科技教育出版社，2009：9- 27

37. CP ZHANG，Nabil S.Mandbular Reconstruction Base and Clinics.Shanghai：Shanghai Scientific and technological Education Publishing House.2009：9-27

38. GürlekA，MillerMJ，JacobRF，et al.Functional results of dental restoration with osseointegrated implants after mandible reconstruction.PlastReconstr Surg.1998；101：650- 659

39. 徐立群，陈晓军，袁建兵等.下颌骨重建腓骨塑形板的试制与初步应用.中国口腔颌面外科杂志.2011；9：482- 486

40. CordeiroPG，HidalgoDA.Conceptual considerations in mandibular reconstruction.ClinPlast Surg.1995；22：61- 69.

41. Kevin SE，TheodorosNT.State-of-the-art mandible reconstruction using revascularized free tissue transfer.Anticancer Ther.2007；7：1781- 1788.

42. BeckersA，SchenckC，Klesper B，et al.Comparative densitometric study of iliac crest and scapula bone in relation to osseous integrated dental implants in microvascular mandibular reconstruction. J Craniomaxillofac

Surg.1998；26：75－83.

43. 赵铱民.口腔修复学：第七版.北京：人民卫生出版社，2012.

44. 赵铱民.颌面修复学.西安：世界图书出版社，2004.

45. Spiessl B，Rahn B.Reconstruction of segmental defects in tumor surgery.Internal fixation of the mandible： A manual of AO /ASIF principles.Berlin： Springer-Verlag.1989：290-308

46. Warren S M，Borud L J，Brecht L E，et al.Microvascular reconstruction of the pediatric mandible.Plastic Reconstructive Surgery，2007；119（2）：649-61

47. Fowler N M，Futran N D.Utilization of Free Tissue Transfer for Pediatric Oromandibular Reconstruction].Facial Plastic Surgery Clinics of North America，2014，22（4）：549-557.

48. Valentini V，Califano L，Cassoni A，et al.Maxillo-Mandibular Reconstruction in Pediatric Patients： How To Do It?.Journal of Craniofacial Surgery，2018；29（3）：761-766

49. Xu LQ，Wu A，Zhang CP，et al.Management of expo-

sure of three –dimensional mandibular reconstructive plates in mandibular reconstruction: Report of 2 cases. Chin J Oral Maxillofac Surg.2004; 2: 212-214

50. WestermarkA, KoppelD, LeiggenerC.Condylar replacement alone is not sufficient for prosthetic reconstruction of the temporomandibular joint. Int J Oral Maxillofac Surg.2006; 35: 488-492

51. Hartman EH, SpauwenPH, JansenJA.Donor–site complications in vascularized bone flap surgery. J Invest Surg.2002; 15: 185-197

52. R.F.MacBarb, D.P.Lindsey, C.S.Bahney, et al.Fortifying the Bone–Implant Interface Part 1: An In Vitro Evaluation of 3D–Printed and TPS Porous Surfaces, Int J Spine Surg, 11 (2017) 15.

53. R.J.Grimer, S.R.Carter, R.M.Tillman, et al.Endoprosthetic replacement of the proximal tibia, J Bone Joint Surg Br, 81 (1999) 488-494.

54. S. Attarilar, M. Ebrahimi, F. Djavanroodi, et al. 3D Printing Technologies in Metallic Implants: A Thematic Review on the Techniques and Procedures, Int J Bio-

print，7（2021）306.

55. S. E. Puchner，P. Kutscha-Lissberg，A. Kaider，et al. Outcome after Reconstruction of the Proximal Tibia-- Complications and Competing Risk Analysis，PLoS One，10（2015）e0135736.

56. S. Sharma，R. E. Turcotte，M. H. Isler，et al. Cemented rotating hinge endoprosthesis for limb salvage of distal femur tumors，Clin Orthop Relat Res，450（2006）28-32.

57. S.E.Puchner，P.T.Funovics，C.Hipfl，et al.Incidence and management of hip dislocation in tumour patients with a modular prosthesis of the proximal femur，International orthopaedics，38（2014）1677-1684.

58. S.Maclean，S.S.Malik，S.Evans，et al.Reverse shoulder endoprosthesis for pathologic lesions of the proximal humerus：a minimum 3-year follow -up，J Shoulder Elbow Surg，26（2017）1990-1994.

59. T.Teunis，S.P.Nota，F.J.Hornicek，et al.Outcome after reconstruction of the proximal humerus for tumor resection：a systematic review，Clinical orthopaedics

整形重建

参考文献

and related research，472 （2014）2245-2253.

60. Y.Lu，G.Chen，Z.Long，et al.Novel 3D-printed prosthetic composite for reconstruction of massive bone defects in lower extremities after malignant tumor resection，Journal of bone oncology，16 （2019）100220.

61. 万荣，张伟滨，徐建强，等.定制型肱骨近端假体结合人工补片重建肩关节的疗效分析，中华骨科杂志，31 （2011）5.

62. 晏亮，董森，梁海杰，等.3D打印半肘关节型全肱骨假体的设计及功能评估．肿瘤研究与临床，34（2022）：346-351.

63. 汤小东，郭卫，杨荣利，等.肱骨近端肿瘤关节内切除假体置换术中应用人工韧带重建肩周软组织可提高肩关节功能，中华肩肘外科电子杂志，（2015）7.

64. 潘伟波，林秋，叶招明，等.肱骨近端肿瘤切除组配式肿瘤型反肩关节假体重建的早期功能效果，中华骨科杂志，40 （2020）8.

65. 王冀川，杨毅，汤小东，等.股骨远端肿瘤型膝关节假体中长期假体存留及失败类型分析，中国骨与关节杂志，007（2018）535-541.

66.郭卫，梁海杰，杨毅等 .3D 打印半肘关节假体重建
肱骨远端骨缺损的早期临床疗效 . 中华骨与关节外
科杂志，15（2022）：524-531.